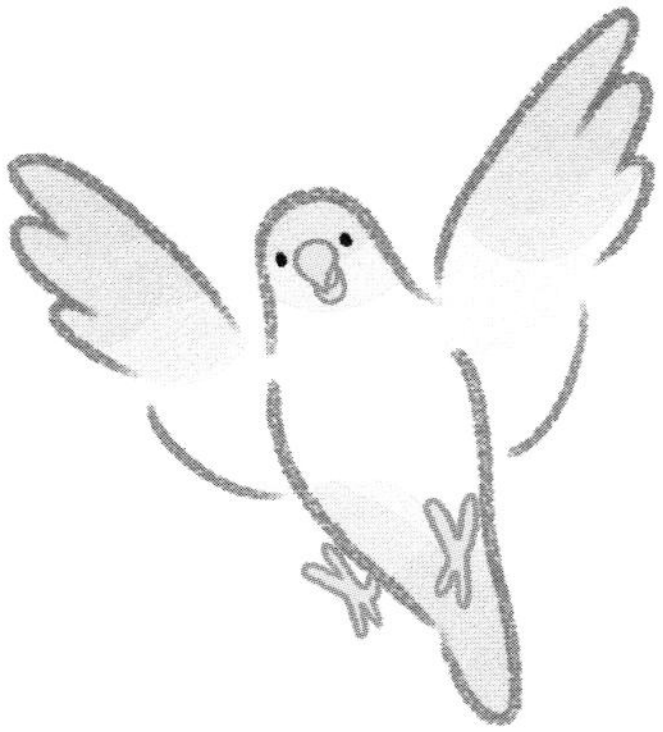

すごい ソロ整体

整体師
あらいみか

徳間書店

はじめに

こんにちは。整体師のあらいみかです。この『すごいソロ整体』は、誰でも簡単にソロ整体ができちゃう本です。

この本を手に取ってくださった方の中には整体やストレッチにチャレンジしたことがある人もいるかもしれません。でも、続けるのってめんどくさかったり、なかなか効果が実感できなかったり。ついつい三日坊主になってしまう気持ち、すごくよくわかります。

そんな三日坊主の自分とおさらばするべく、『すごいソロ整体』は、できるだけ簡単に、生活に取り入れやすいメニューでつくりました。「難しく考える必要なんてない。誰にでもできますよ〜」と、声を大にして言います！パラパラとめくって、簡単そうだなと指が止まったページから、気楽に試してみてくれたら嬉《うれ》しいです。

私は元々整体サロンを経営していたのですが、コロナ禍で休業することになりました。すると、しばらくしてステイホームが続いたお客さまから「こりがひどくなった」とか「太っちゃった」とかご連絡をいただくようになったんです。からだのこりは待ってくれないんですね。

「それならば」とボランティアのような気持ちでＴｉｋｔｏｋにソロ整体の動画をアップしていったところ、たくさんの反響をいただき、あれよあれよという間に書籍を出す運びとなりました。

現在はサロンを再開することができましたが、常連のお客さまでも来られるのは月に一度や二度。もちろん誠心誠意スペシャルなケアをさせていただきますが、1ヶ月のうち、残りの29日をほったらかしでいいかというと、そういうわけではありません。やっぱり毎日のケアに勝るものはないんです。

私はソロ整体は「歯磨き」のようなものだと言っています。みなさん、ご飯を食べたら歯を磨きますよね。たまにサボっちゃって虫歯になったら歯医者に行ったりすることもあるかもしれませんが、日頃から良い状態を保てたらいいですよね。

毎日ちょっとだけでもからだのケアができていれば、からだのこるスピードは遅くなり、ほぐれるスピードは速くなる。そのことをたくさんの人に知ってもらい、からだのセルフケアをできるようになって欲しい。そんな思いでこの本をつくりました。

あなたも今日から始めてみませんか？　今日よりも明日、明日よりも明後日。きっと、からだが軽くなっていくことを実感してもらえるはずです。

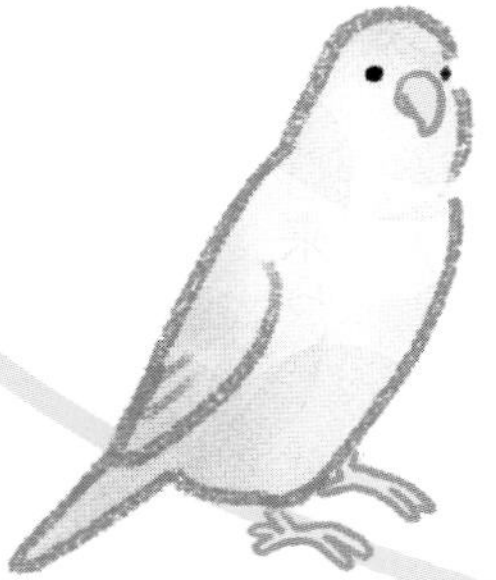

ソロ整体のルール

「ソロ整体」は難しいものではありません。
まずは３つのルールを実践してみてください。

① がんばらなくてよし

「絶対にやらなくちゃ！」「続けなきゃ意味がない」
と意気込みすぎないで、
リラックスした気持ちで取り組むこと。

② 気持ちいいと思えたらよし

身体の状態によっては、なかなか曲げたり、
伸ばしたりすることができないこともあるでしょう。
ちょっとやってみて
「気持ちいいかも」と思えたら大成功。

③「歯磨き」のようなもの

ご飯を食べたら歯を磨くように、
毎日すこしずつでもいいから習慣にできるとベスト。
無理のない範囲で大丈夫です。

本書の使い方

① **Chapter 1**
「まずは自分のからだを知ろう！」で
自分のこりレベルを把握する

② **Chapter 2**
「さっそく実践！ ソロ整体」内の、
3段階にわかれたこりレベルに沿って
「ソロ整体」を行う

③ こりがほぐれたら、
Chapter 3
「ほぐれた体をキープできる8つのルール」
を実践して、ほぐれた身体をキープする

④ まずは試しにやってみたい方は、
どのページから初めてもOK

つぼ・効能図

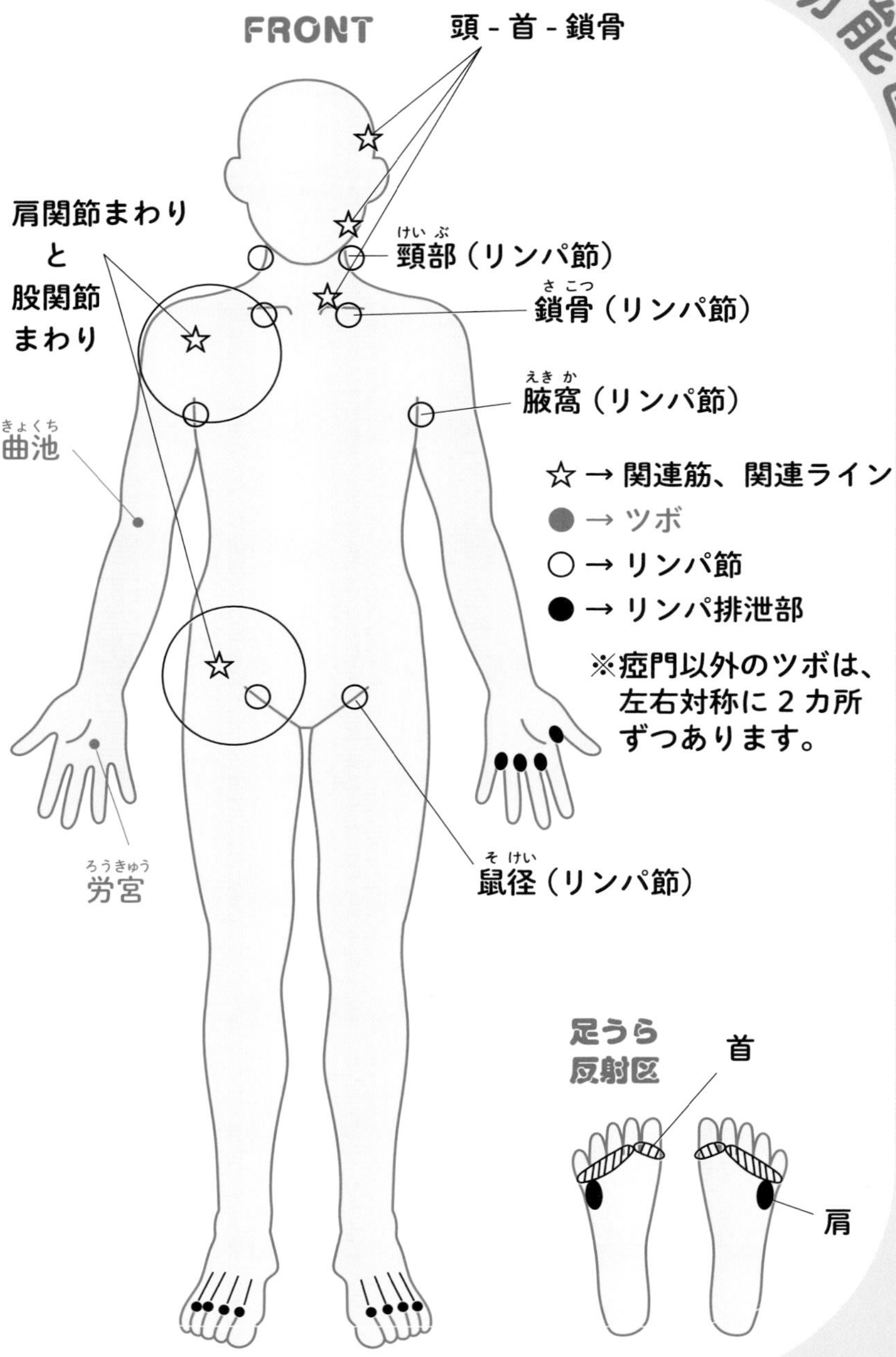

FRONT
頭 - 首 - 鎖骨
肩関節まわり
と
股関節
まわり
頸部《けいぶ》(リンパ節)
鎖骨《さこつ》(リンパ節)
腋窩《えきか》(リンパ節)
曲池《きょくち》
☆ → 関連筋、関連ライン
● → ツボ
○ → リンパ節
● → リンパ排泄部
※瘂門以外のツボは、
左右対称に 2 カ所
ずつあります。
鼠径《そけい》(リンパ節)
労宮《ろうきゅう》
足うら
反射区
首
肩

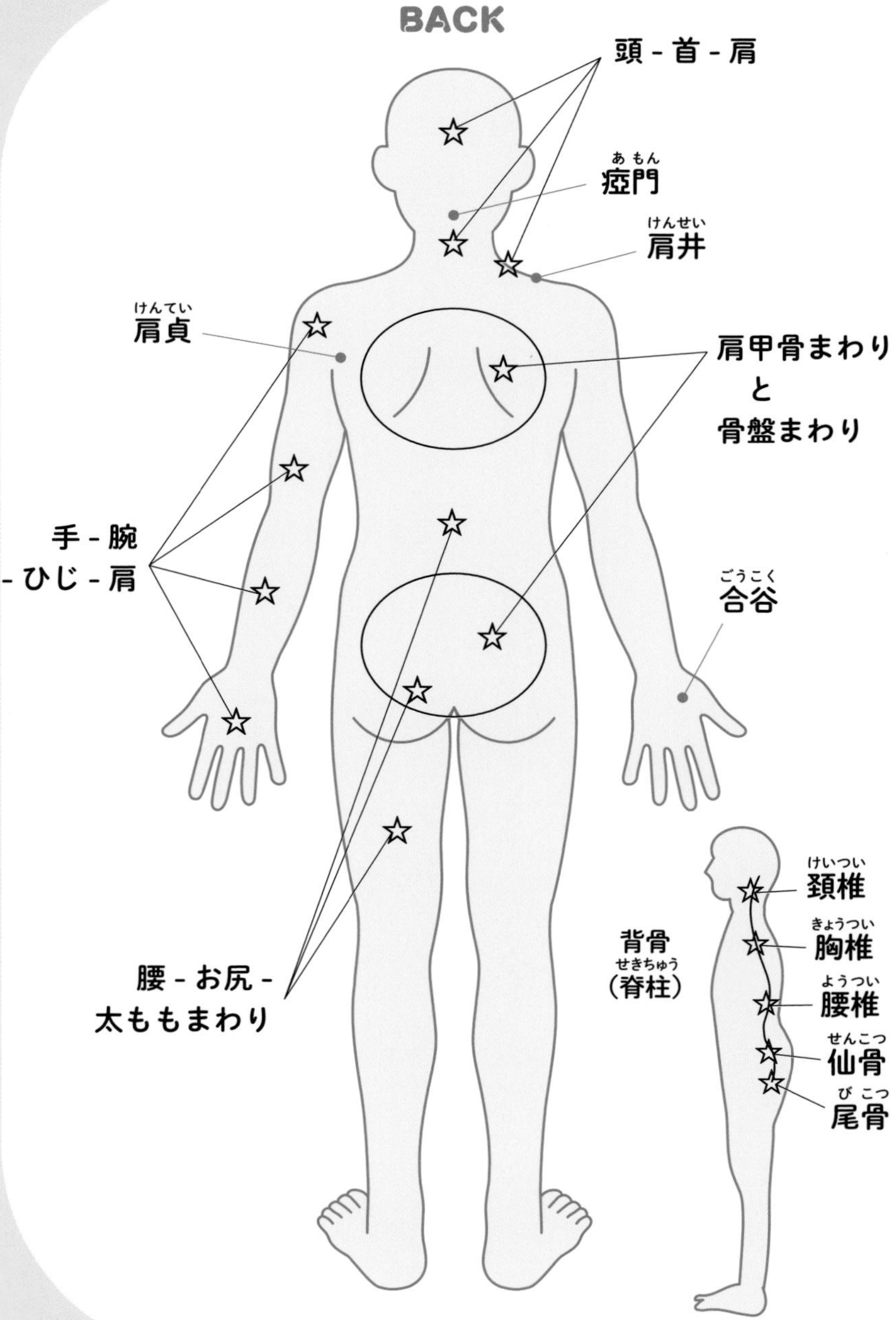
BACK
頭 - 首 - 肩
瘂門《あもん》
肩井《けんせい》
肩貞《けんてい》
肩甲骨まわり
と
骨盤まわり
手 - 腕
- ひじ - 肩
合谷《ごうこく》
腰 - お尻 -
太ももまわり
背骨
（脊柱《せきちゅう》）
頸椎《けいつい》
胸椎《きょうつい》
腰椎《ようつい》
仙骨《せんこつ》
尾骨《びこつ》

contents

Chapter 3
ほぐれたからだをキープできる8つのルール

Chapter 1

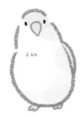

まずは自分の
からだを知ろう！

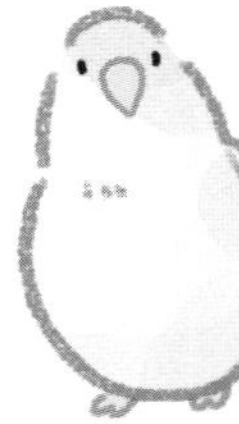

Check List

① 脇を締めて肩を後ろに引ける？

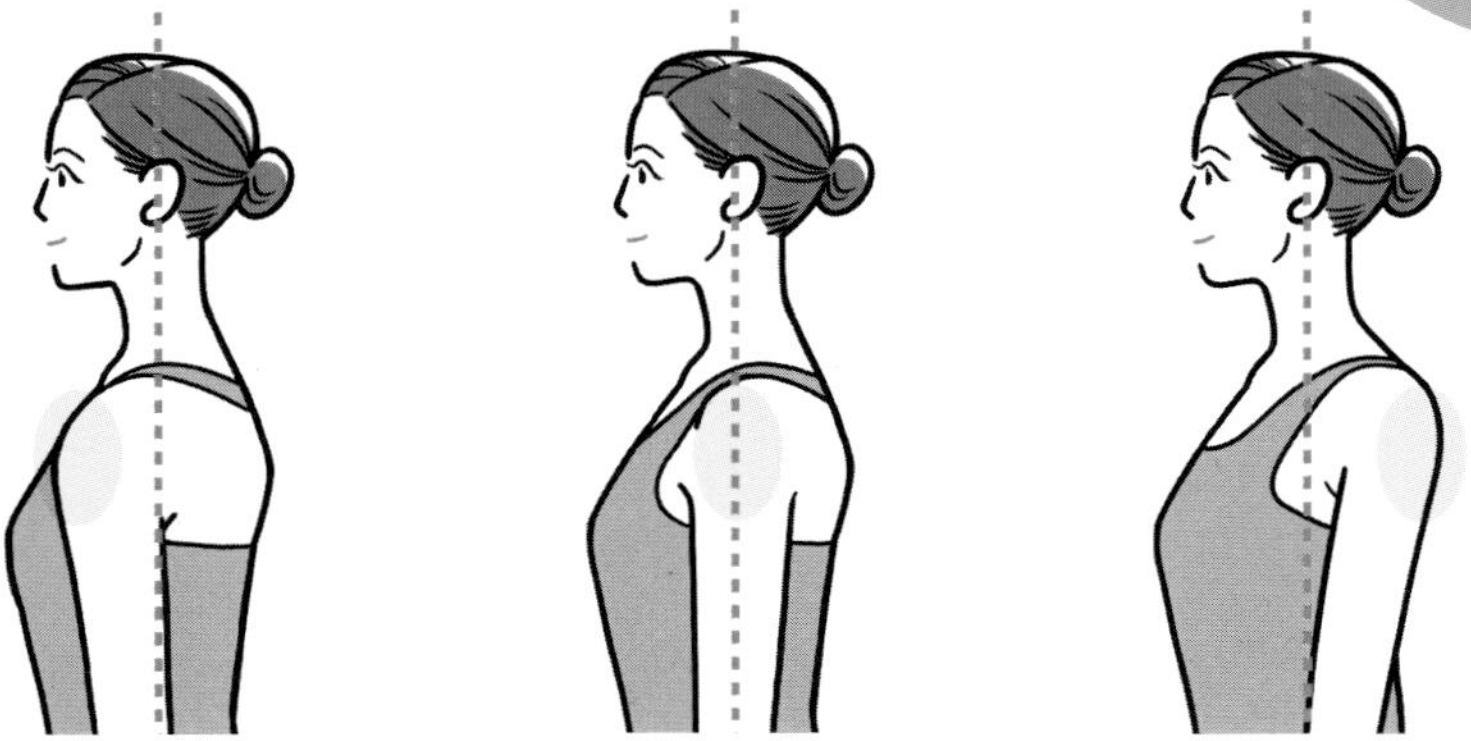

3 肩が耳より前にある
⇒5点

2 肩を耳の下まで引ける
⇒3点

1 肩を耳より後ろに引ける
⇒1点

② 腕を横から上にあげられる？

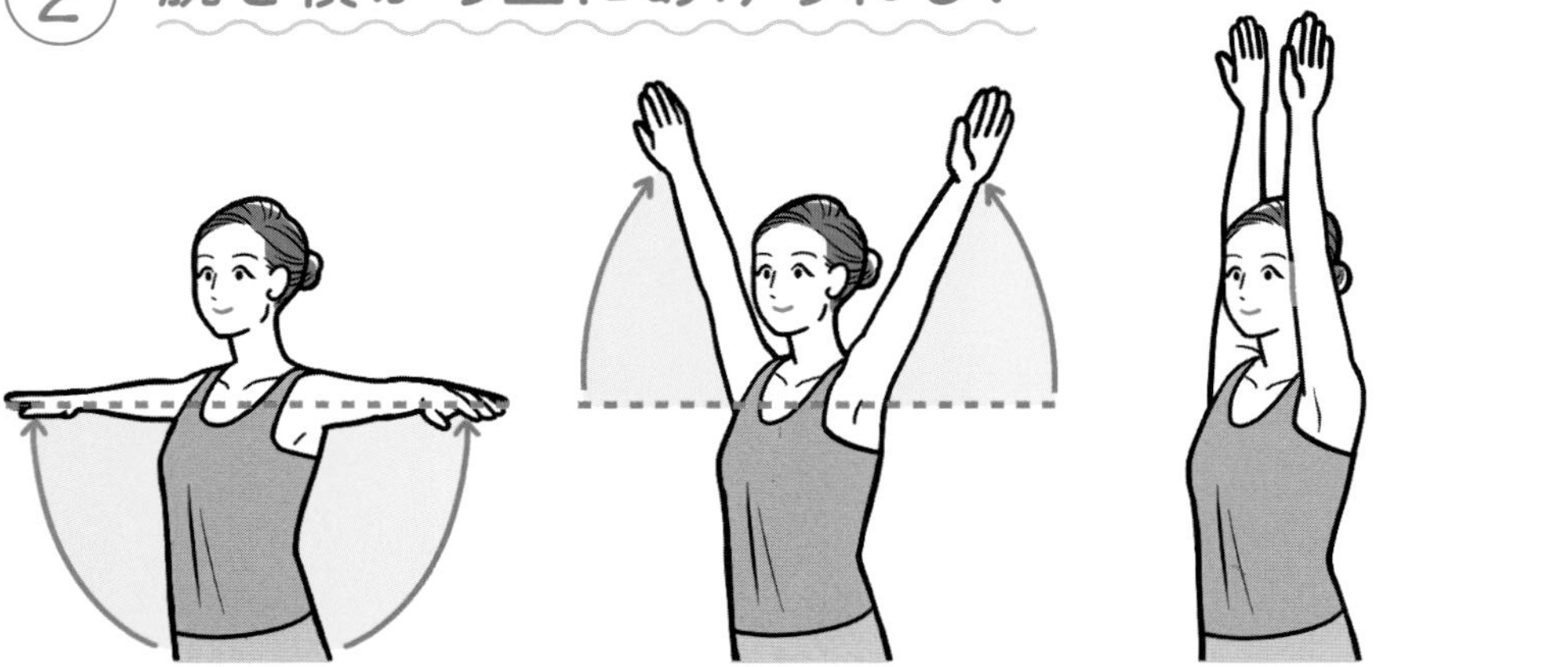

3 腕が水平まであがる
⇒5点

2 腕が水平よりあがるが、耳につかない
⇒3点

1 腕が耳につく
⇒1点

③ バンザイできる？

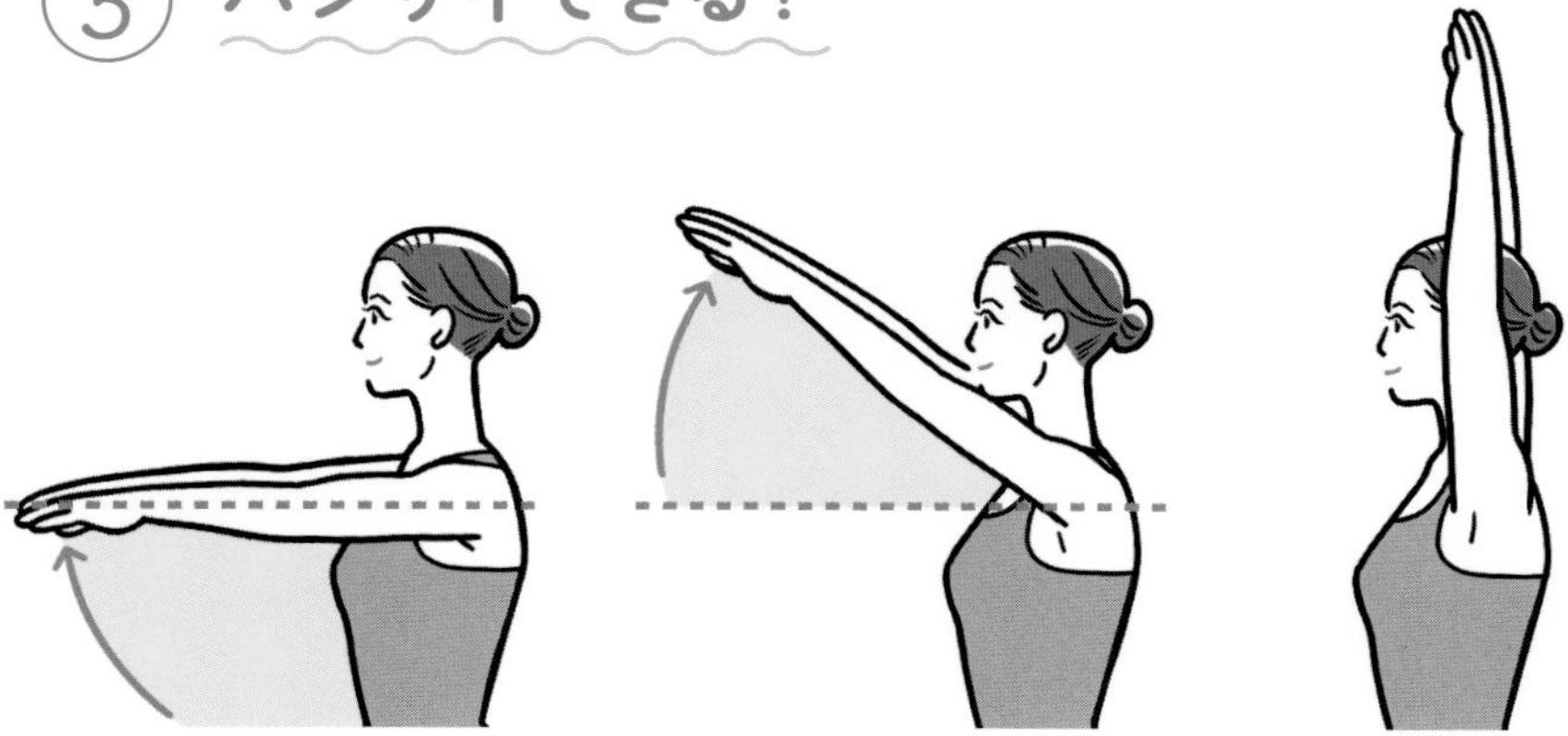

3 腕が水平まであがる
⇒5点

2 腕が水平よりあがるが、真上まであがらない
⇒3点

1 腕が真上まであがる
⇒1点

④ ひじを合わせてあげられる？

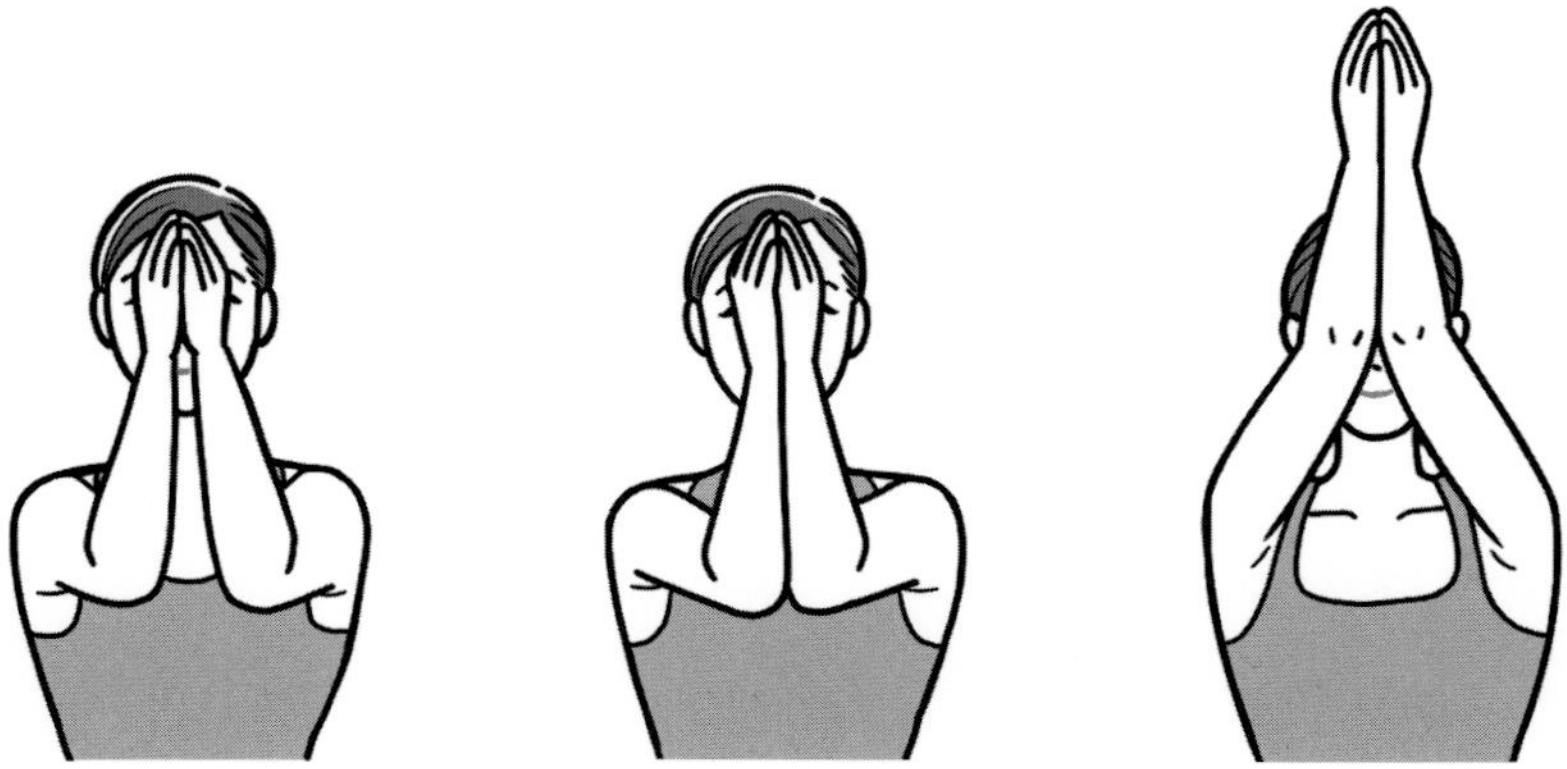

3 ひじがつかない
⇒5点

2 ひじはつくが、あごまでいかない
⇒3点

1 ひじがあごよりあがる
⇒1点

こりレベル診断表

1 ～ 4 点の方は ⇨ こりレベル1（p18）へ

まだこりは感じていないけど、
体を動かしてみたいと感じる方にピッタリ

5 ～ 12 点の方は ⇨ こりレベル2（p34）へ

もしかしたら、肩こりがあるかもしれないと
感じている方にピッタリ

13 ～ 20 点の方は ⇨ こりレベル3（p50）へ

肩が重くて動かすのもちょっとつらいなと
感じる方にピッタリ

ご自身の
こりレベルに合わせて
「ソロ整体」を始めてもいいし、
パラパラとページをめくって
「やってみたい」と
感じたページを
試してみてもＯＫです！

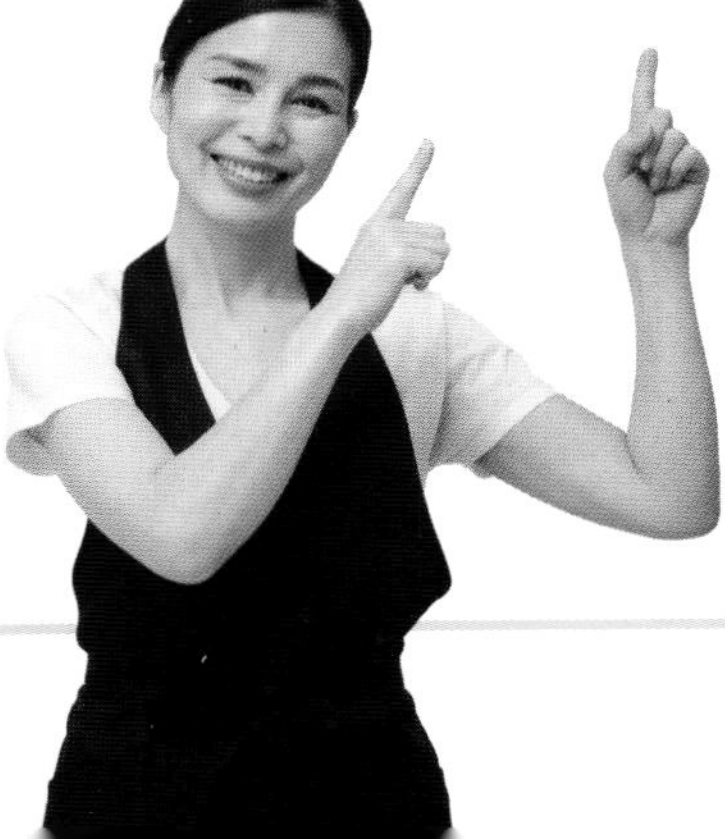

Chapter 2

さっそく実践！ソロ整体

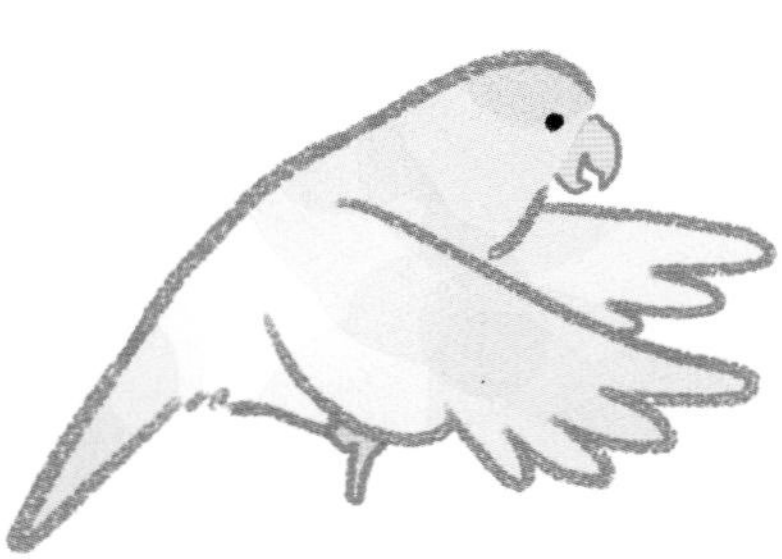

おうち
1

肩まわりを柔らかくする

「こりレベル1」の動きは整体というよりも、
まだあまりこっていない人向けのストレッチです。
肩のまわりの僧帽筋やローテーターカフといった
インナーマッスルをストレッチし、こりを予防します。
巻き肩や五十肩の予防・改善にも効果的です。

step
1

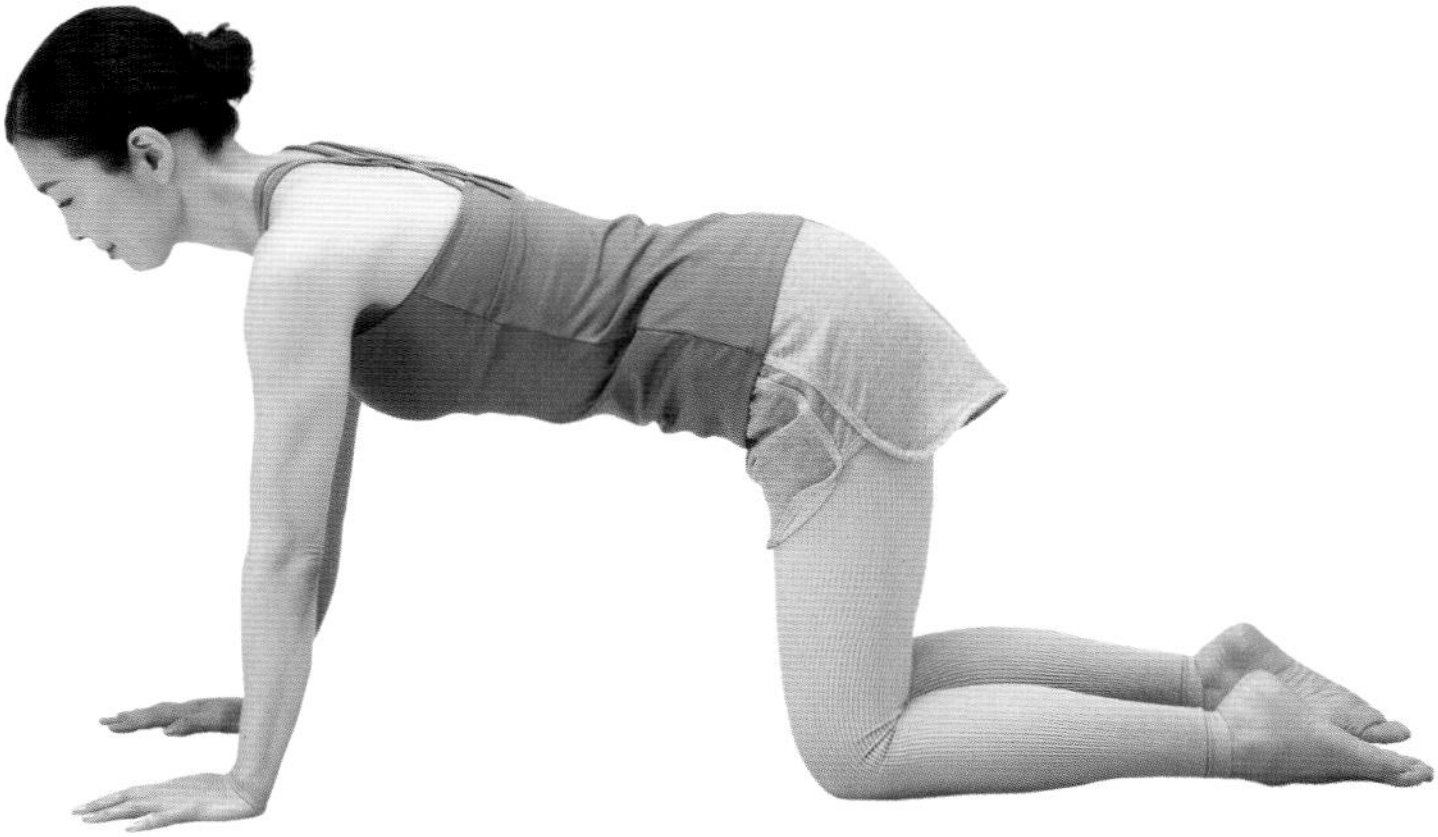

四つん這《ば》いになります。

POINT
肩まわりは痛めやすい部位。
無理をせず、
15秒を目安に伸ばしましょう。

step 2

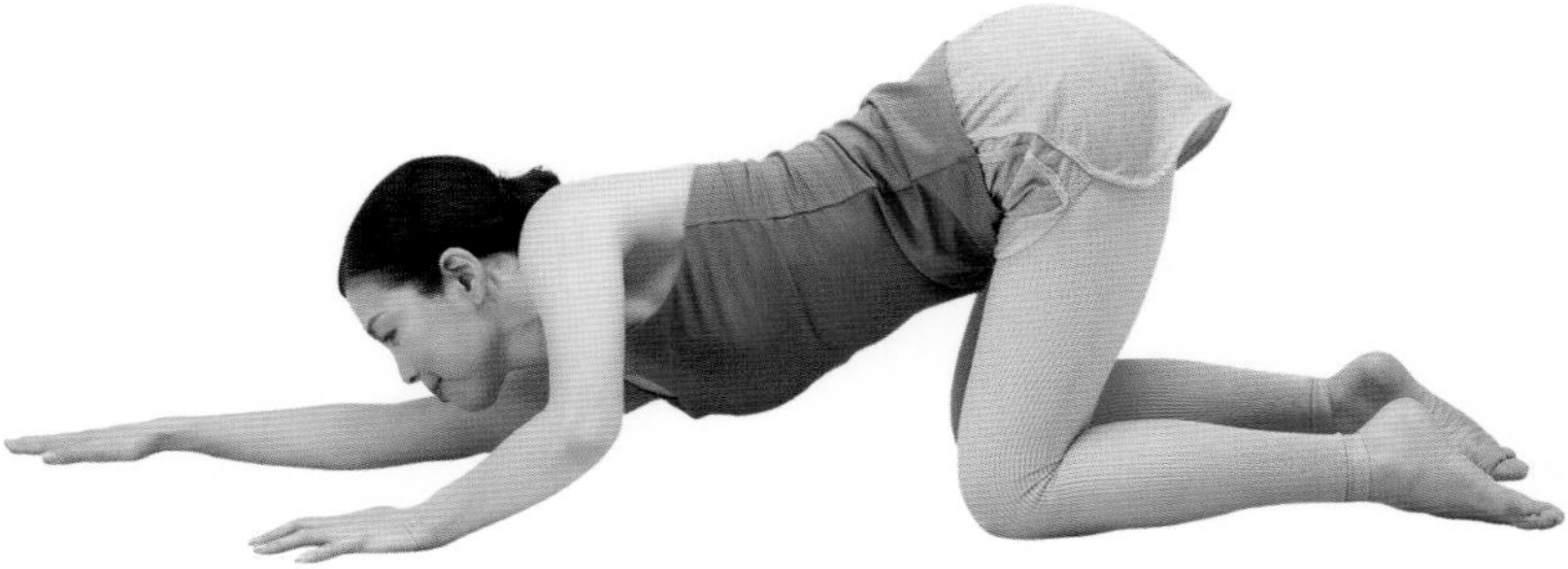

片方の腕を前に出し、
前に出した側の胸を地面に近づけていきます。
反対側も同様に行います。

おうち
2

肩まわりの血行をよくする

ヨガでおなじみの「針の糸通しのポーズ」を
肩こり解消のためにアレンジしました。
ウエストがねじれて内臓を刺激するとともに、
肩まわりの筋肉をほぐします。

step
1

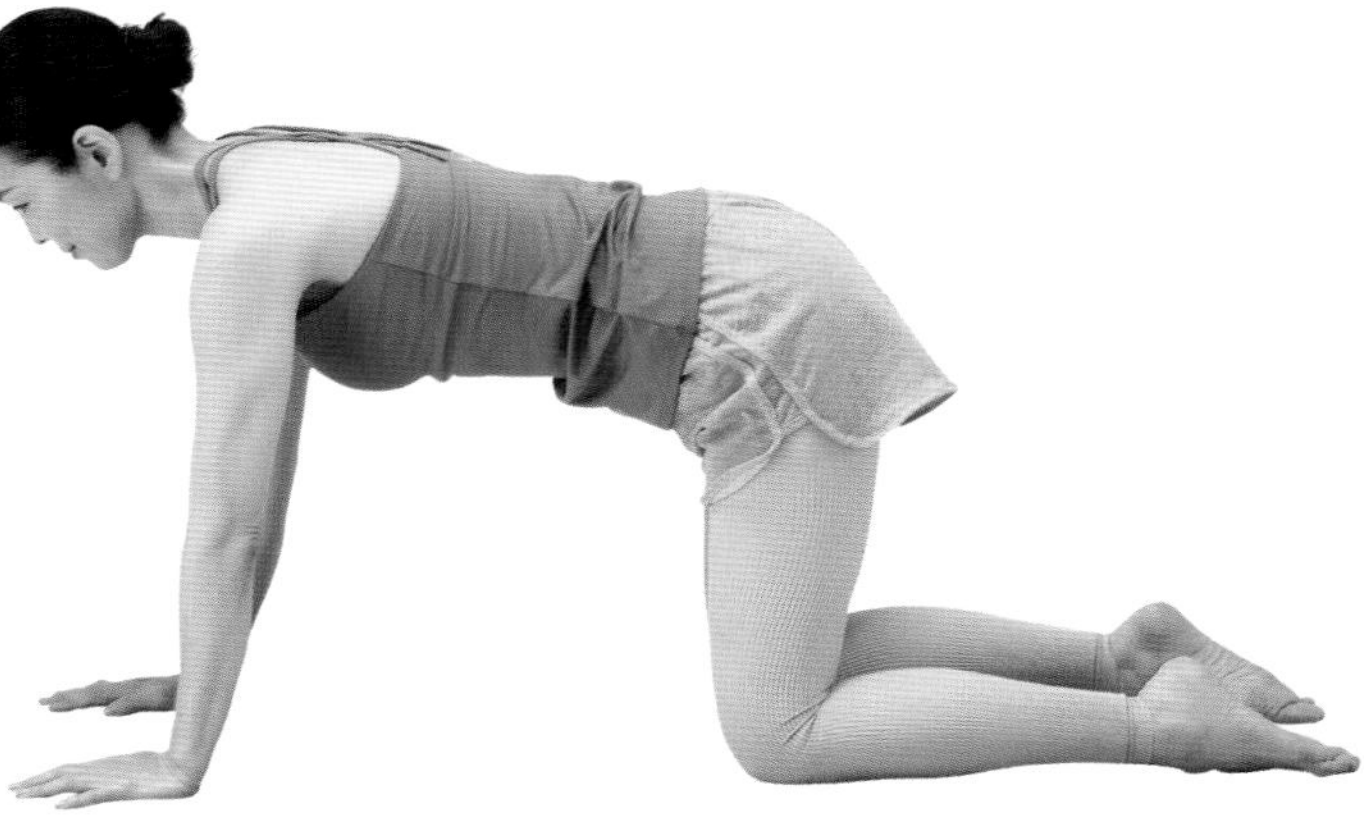

四つん這いになります。

step 2

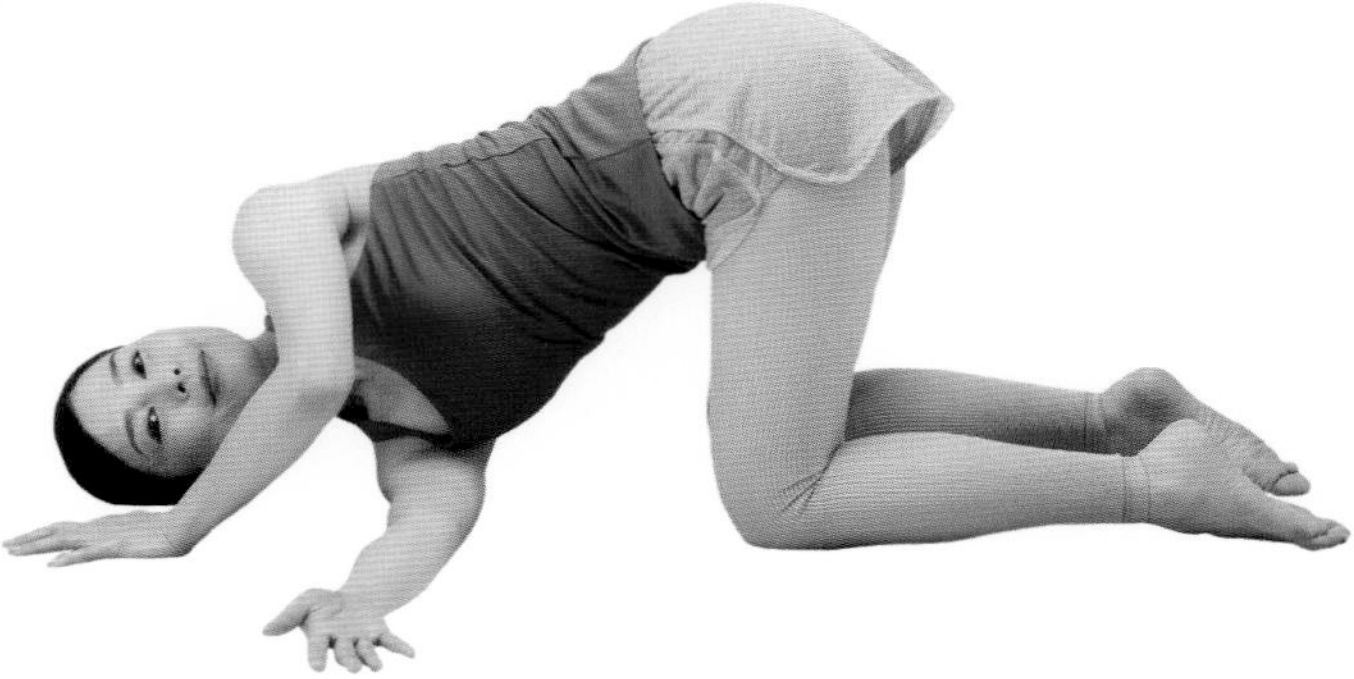

右の腕を左の腕の下に通し、耳をつけます。
（針の糸通しのポーズ）

POINT
step 3の動作は人によって腕を上げられる位置が変わるため、心地よいところまでで（上げられなくても）OKです。

step 3

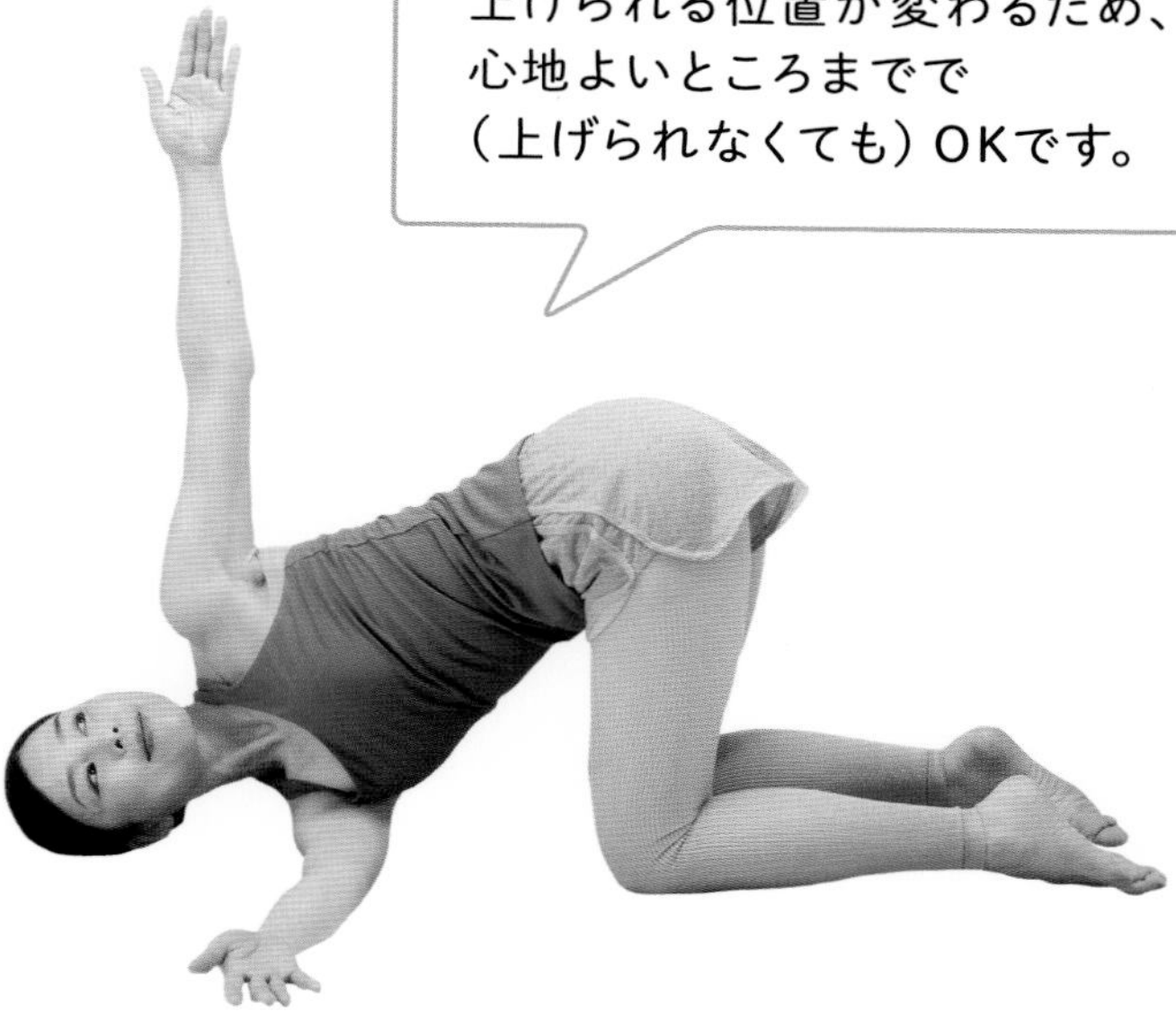

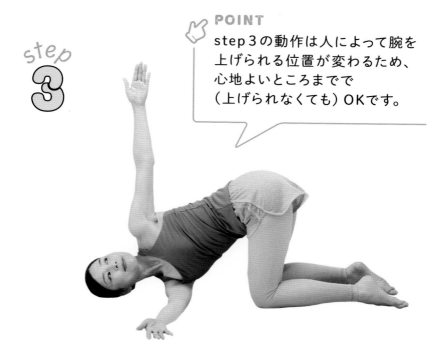

左の腕を上にあげて胸を開きます。
反対側も同様に行います。

おうち
3

腕の疲れをとる

ヨガの「キャットアンドカウ」のキャットを
アレンジしたポーズ。
腕の前面を伸ばして、
前腕から肩、背骨までをほぐします。
深く腰を引くほど前腕にストレッチがかかるので、
少しずつ伸ばしていきましょう。

step
1

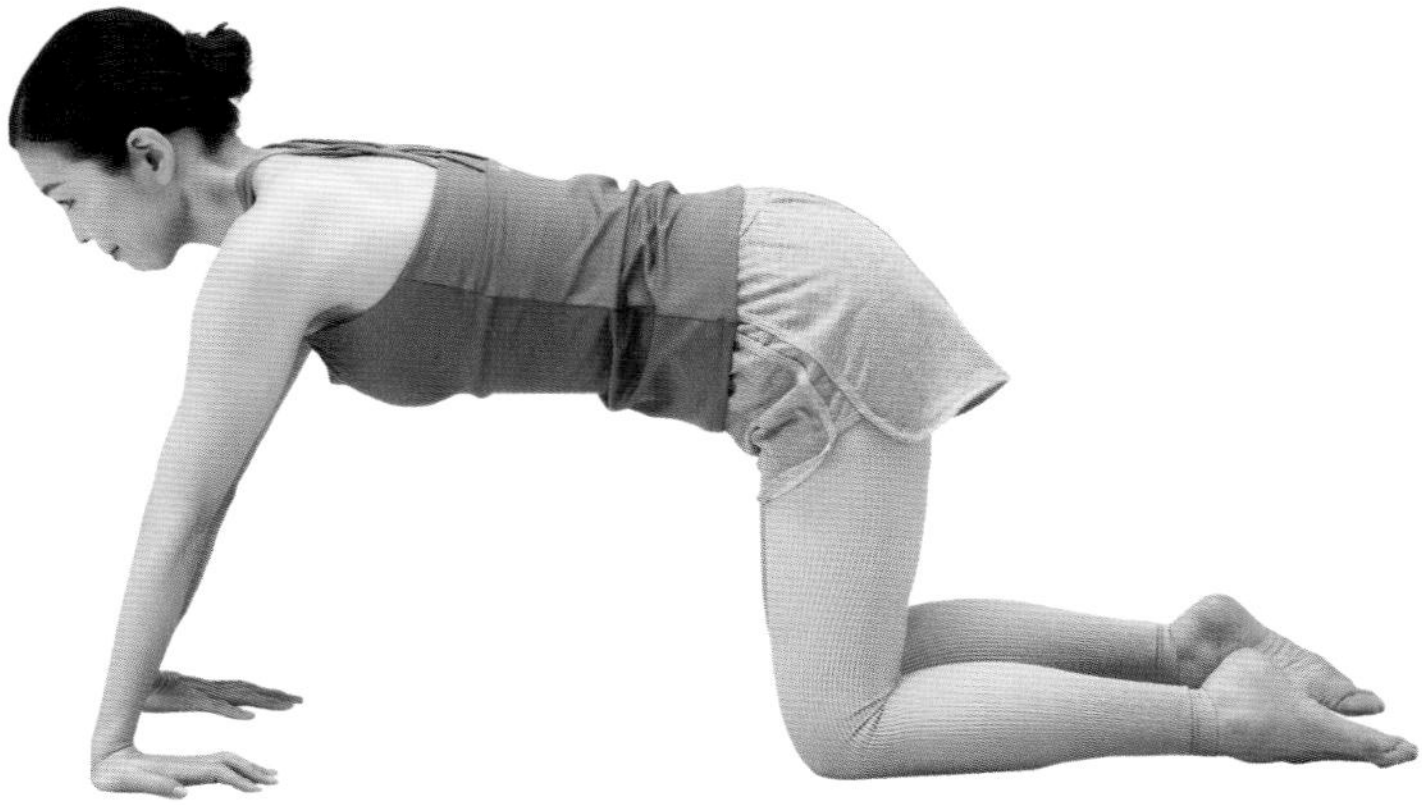

四つん這いのポーズから両腕を逆手につきます。

step 2

POINT
お尻を下げていく時に
腕も少しずつ伸ばしましょう。
伸びているな、
と感じるぐらいでOKです。

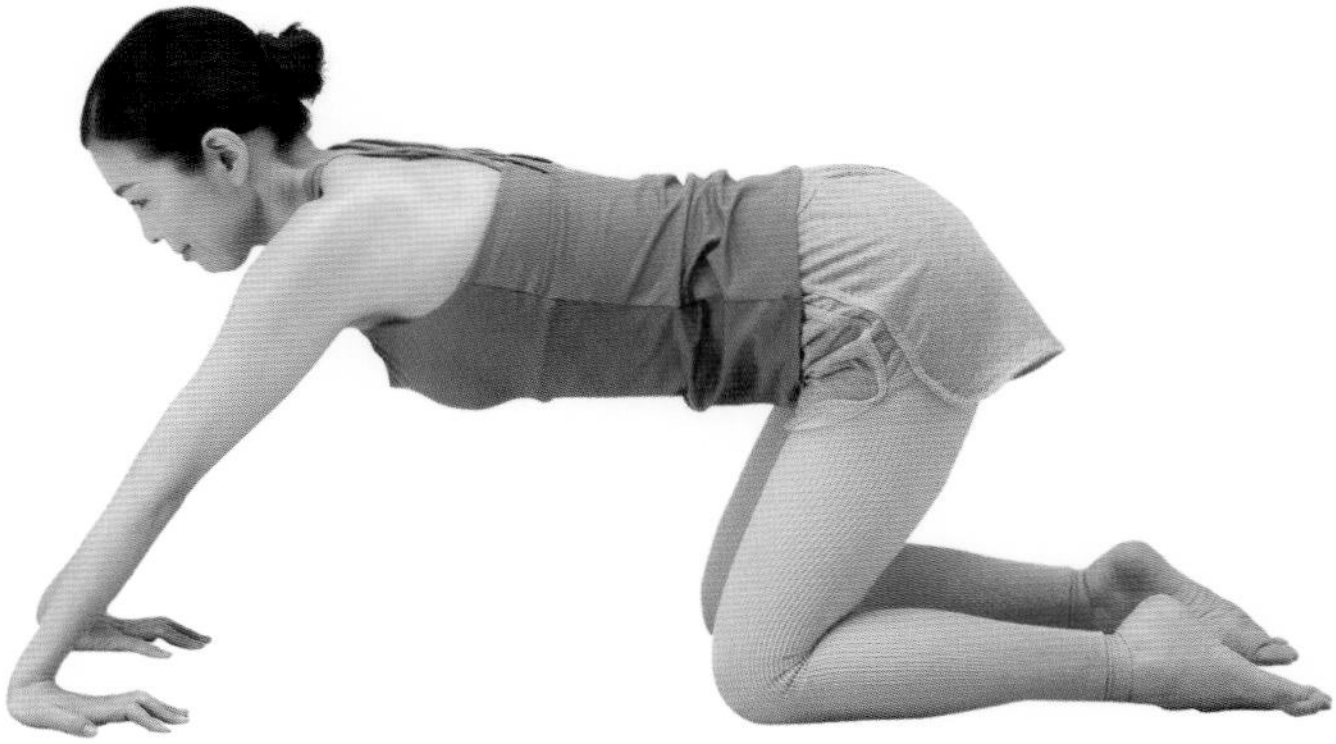

手を固定したままお尻を後ろに下げていきます。
（キャットのポーズ）

おうち4 背面を柔らかくする

ふくらはぎから太もも裏、
背面と幅広い部位のストレッチです。
疲労が溜まると背骨は硬くなって縮み、
血行不良やゆがみ、痛みなどを引き起こします。
首の頸椎《けいつい》から胸椎、腰椎、仙骨、尾骨、太もも裏は
つながっているので、背面を柔らかくして、
腰痛、肩・首のこりを改善しましょう。

POINT
頭、首、肩は脱力し、
起き上がる時は
ゆっくり起き上がる。

step 1

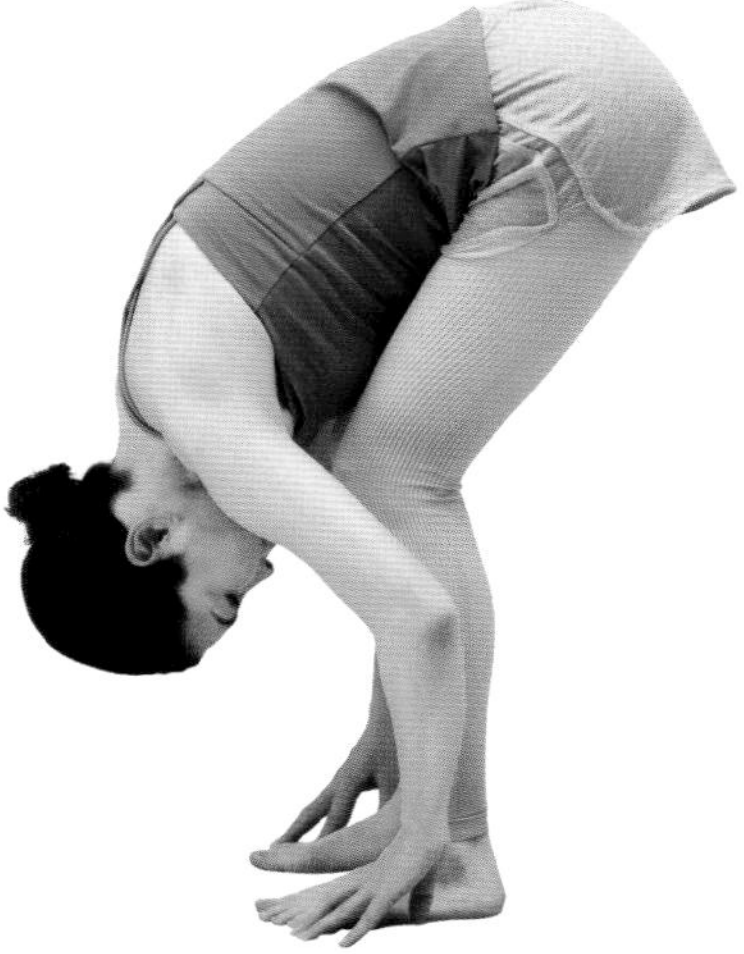

股関節からからだを二つ折りにします。
（フォワードベンド）

step 2

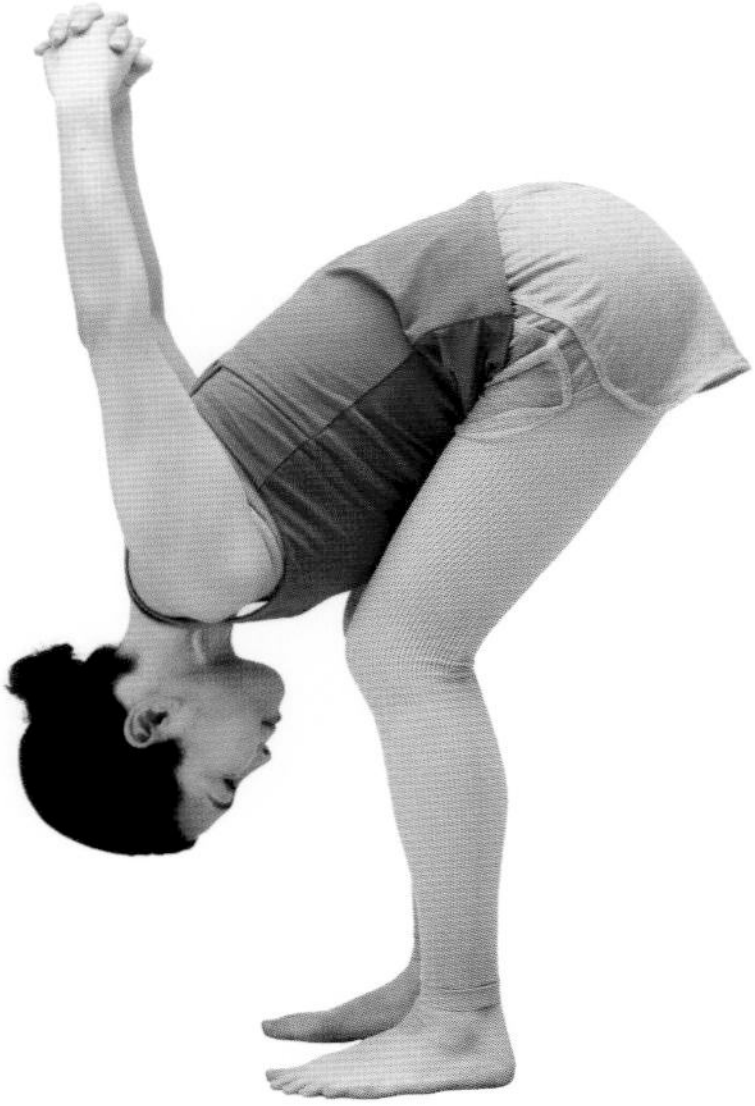

膝を曲げ、太ももとお腹をくっつけます。

step 3

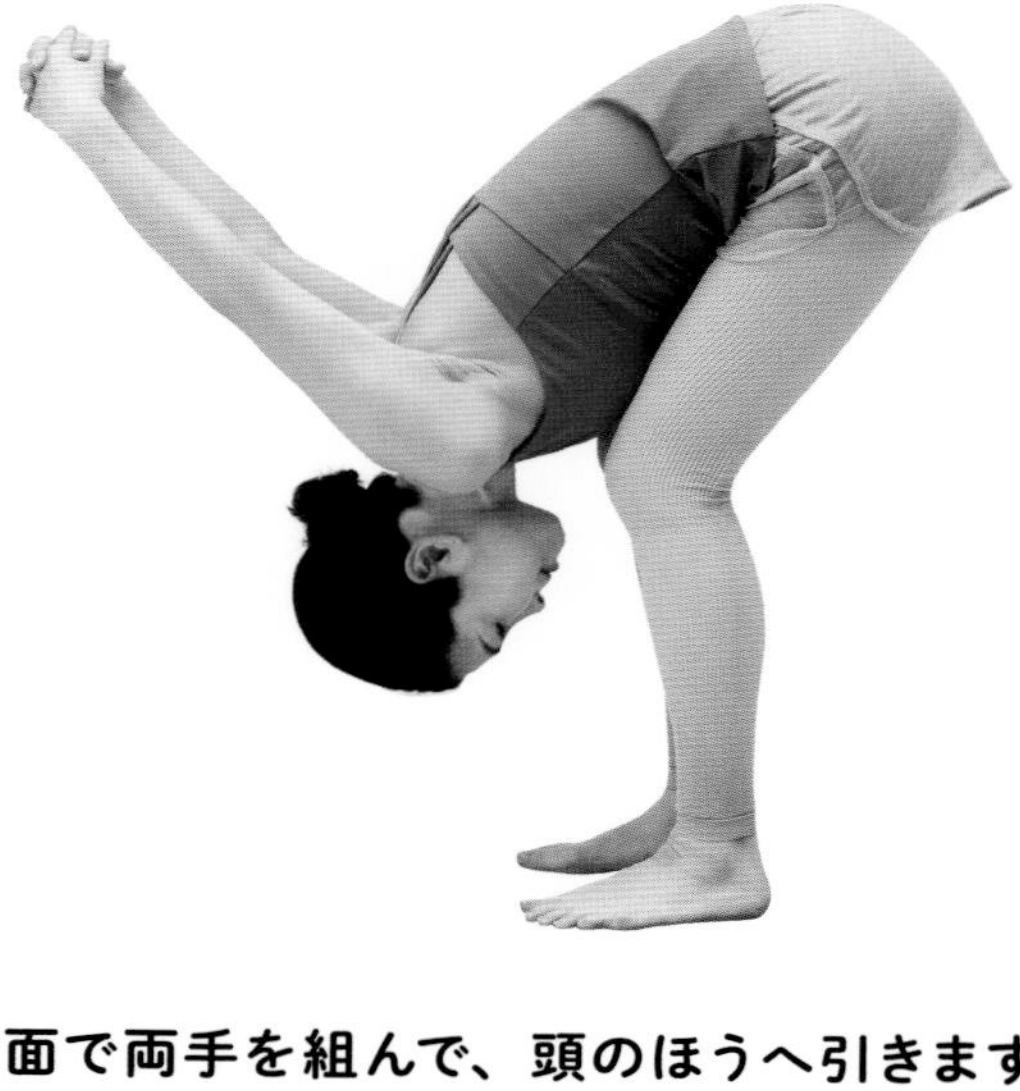

背面で両手を組んで、頭のほうへ引きます。

その1

股関節を柔らかくする

ちょっとした段差があればどこででもできる
ストレッチです。股関節は痛みやねじれなど、
不具合を感じている人が多い部位。
股関節は肩関節と影響し合っているので、この
ストレッチをすることで肩関節も自然と緩んでいきます。

step 1

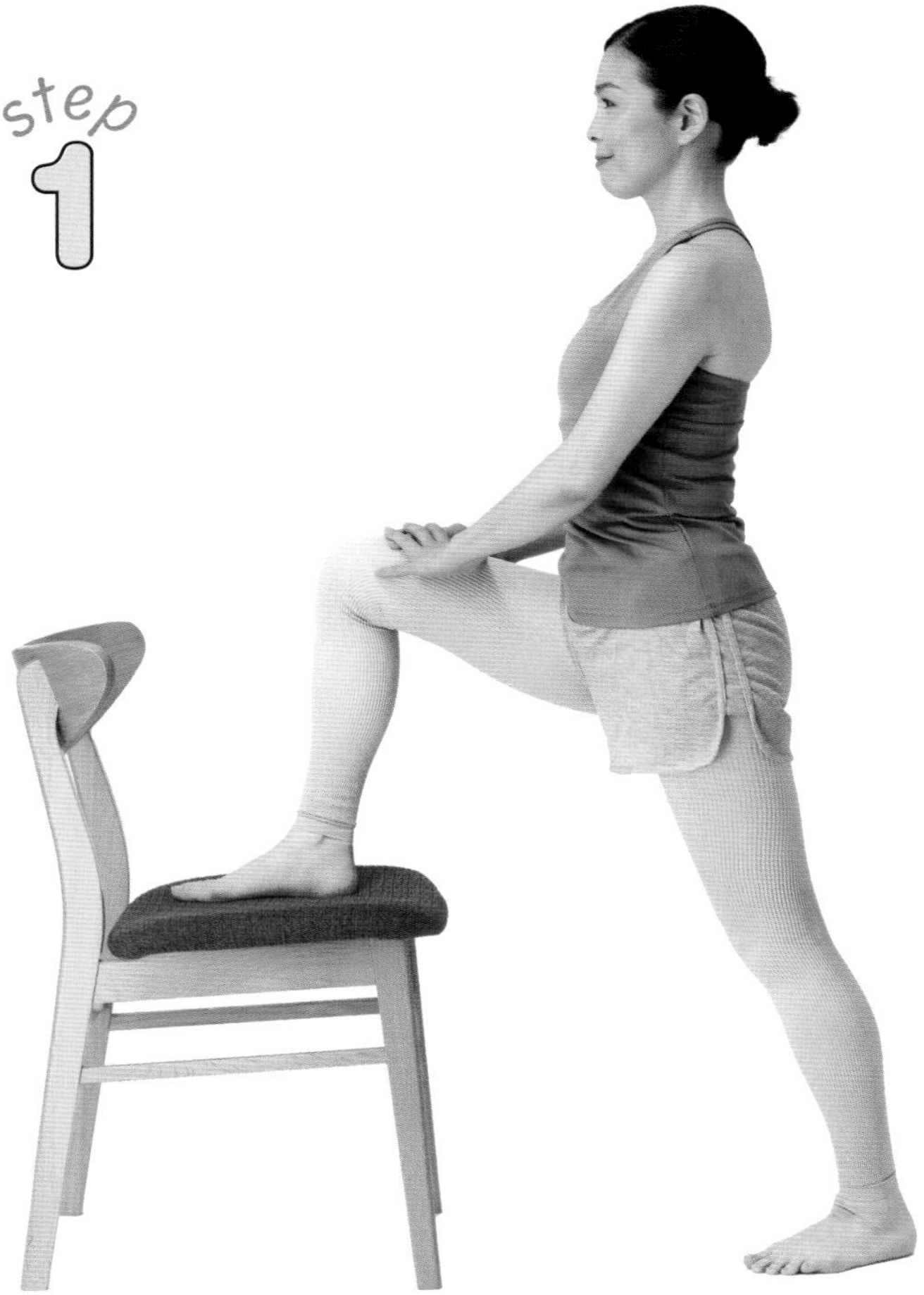

背筋を伸ばして段差のある場所
（階段3段程度の高さが目安）に足をかけます。
（今回は椅子で実践しています）

step 2

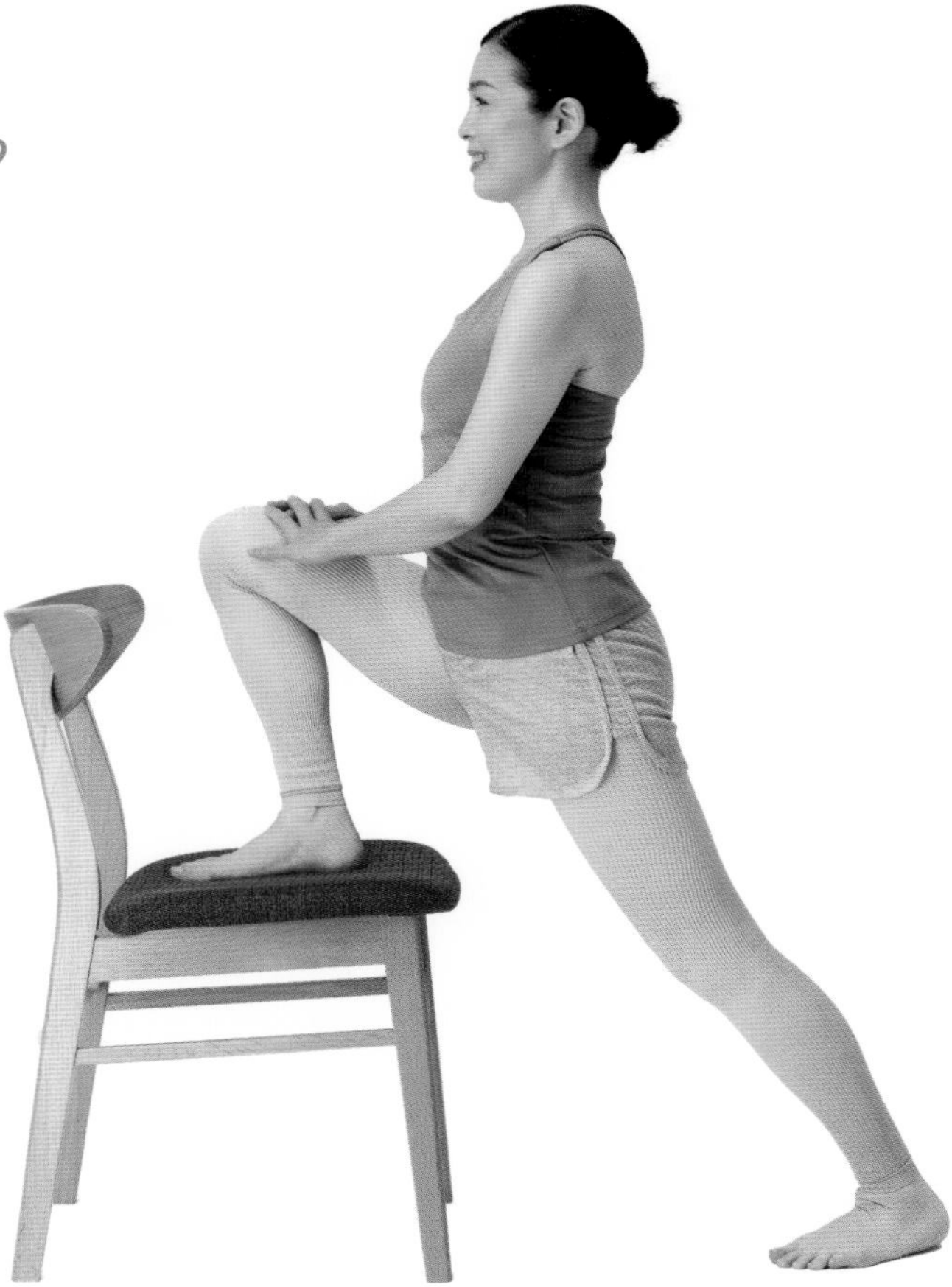

腰を前にスライドさせます。
左右交互にバランスよく
股関節のストレッチを行いましょう。
重心が安定しないという方は
手すりなどにつかまってもOKです。

そと
2

冷え・むくみを改善する

ふくらはぎは下半身に溜まった血液を
心臓へ戻す役割を持ち、
「第二の心臓」とも言われています。
ふくらはぎを上げ下げする動作で全身の血流が
よくなり、冷え・むくみの改善が期待できます。

step
1

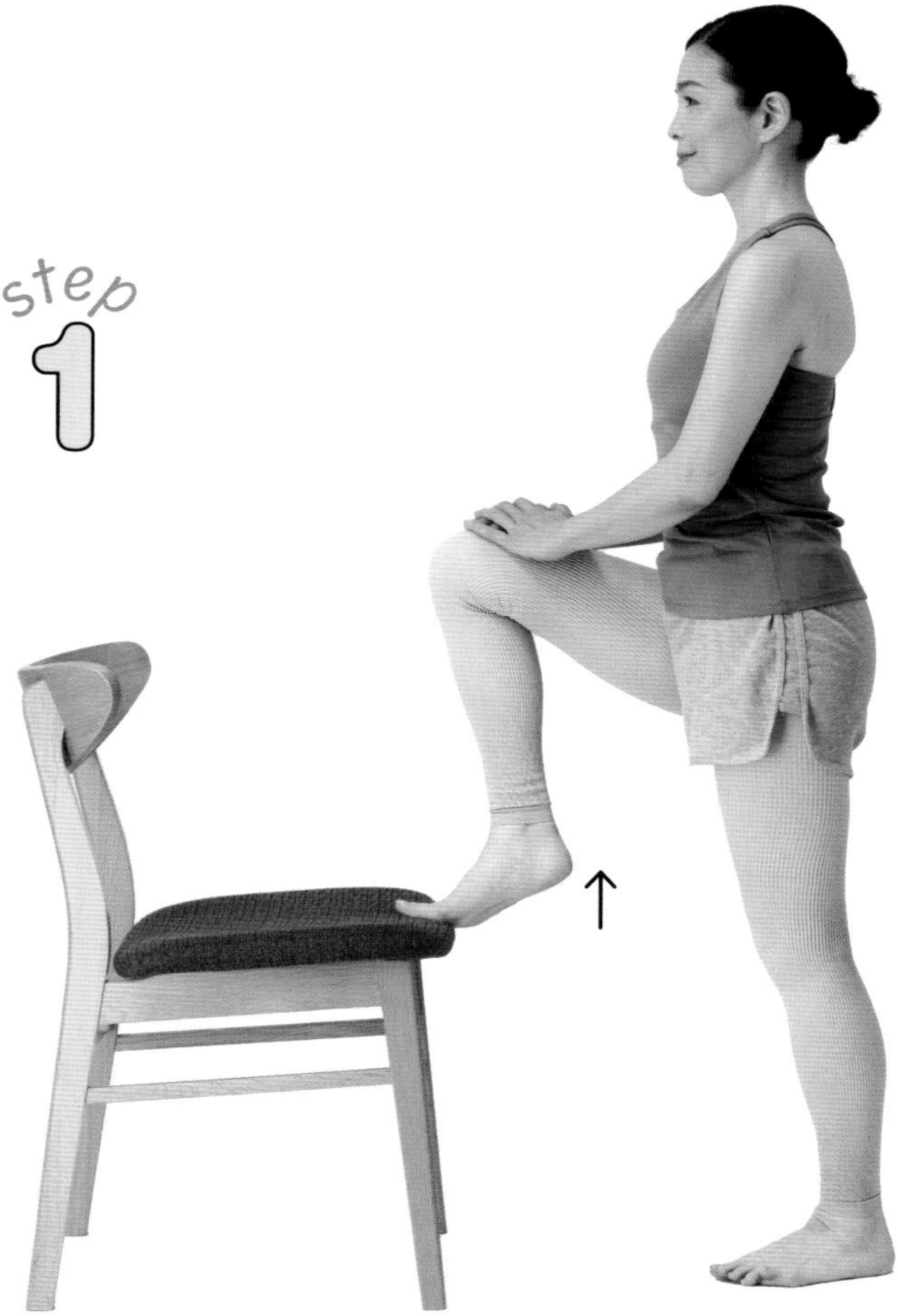

階段のはしにつま先をかけます。
かかとを上げます。

POINT

カーフレイズを
アレンジしたストレッチです。
かかとを深く下げるほど
ストレッチの強度が上がります。

こりレベル1

step 2

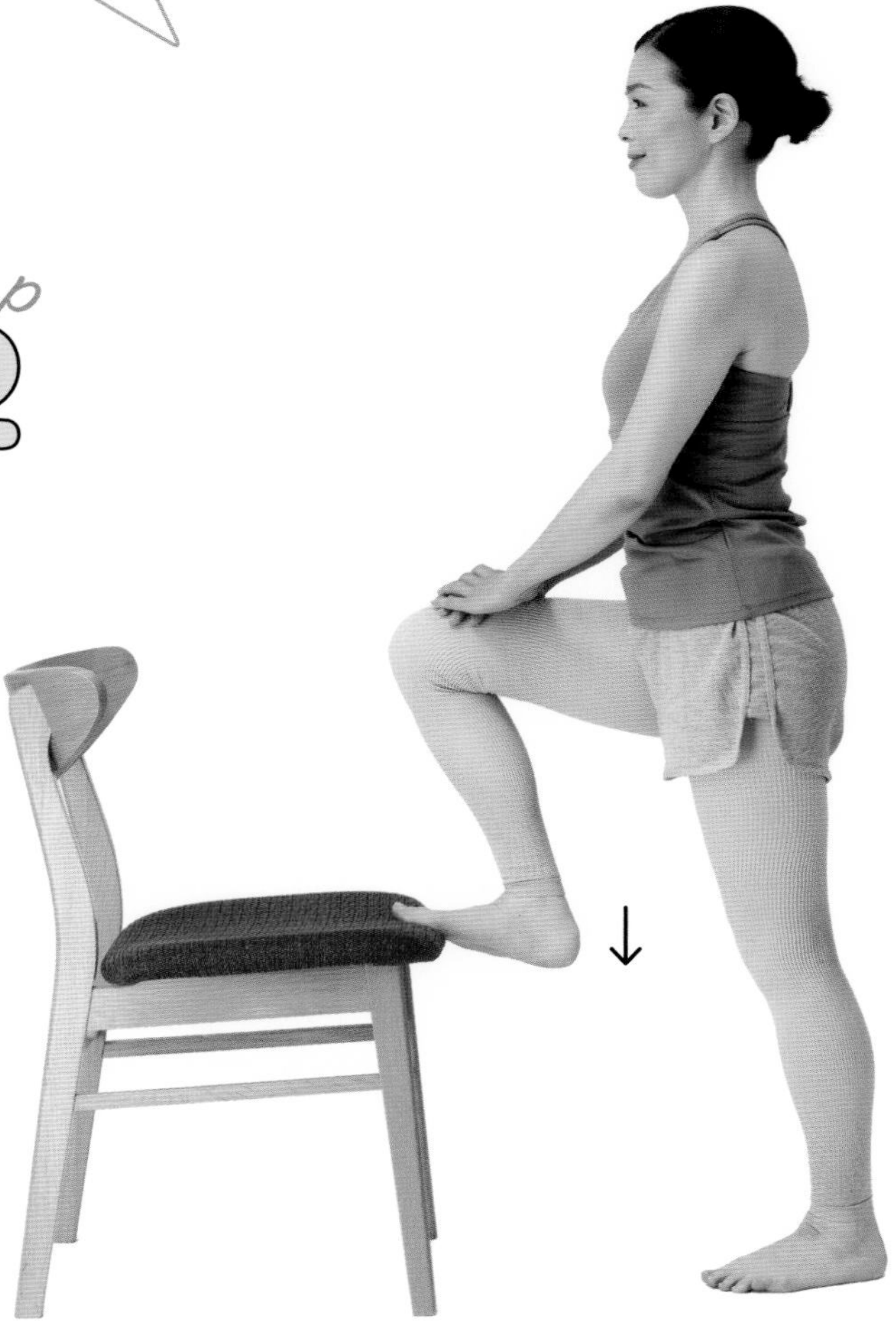

**かかとを下げるとふくらはぎの伸びを感じます。
左右15秒ずつバランスよく行いましょう。**

そと3

骨盤を整える

自宅やオフィスの椅子、
公園のベンチでできるシンプルな動作ですが、
前ももが伸び、骨盤のゆがみが整えられます。
癒着しがちな股関節まわりの筋膜を緩めることにより、
血流やリンパの流れがよくなり、腰痛、反り腰による
ももの張りの改善などが期待できます。

step 1

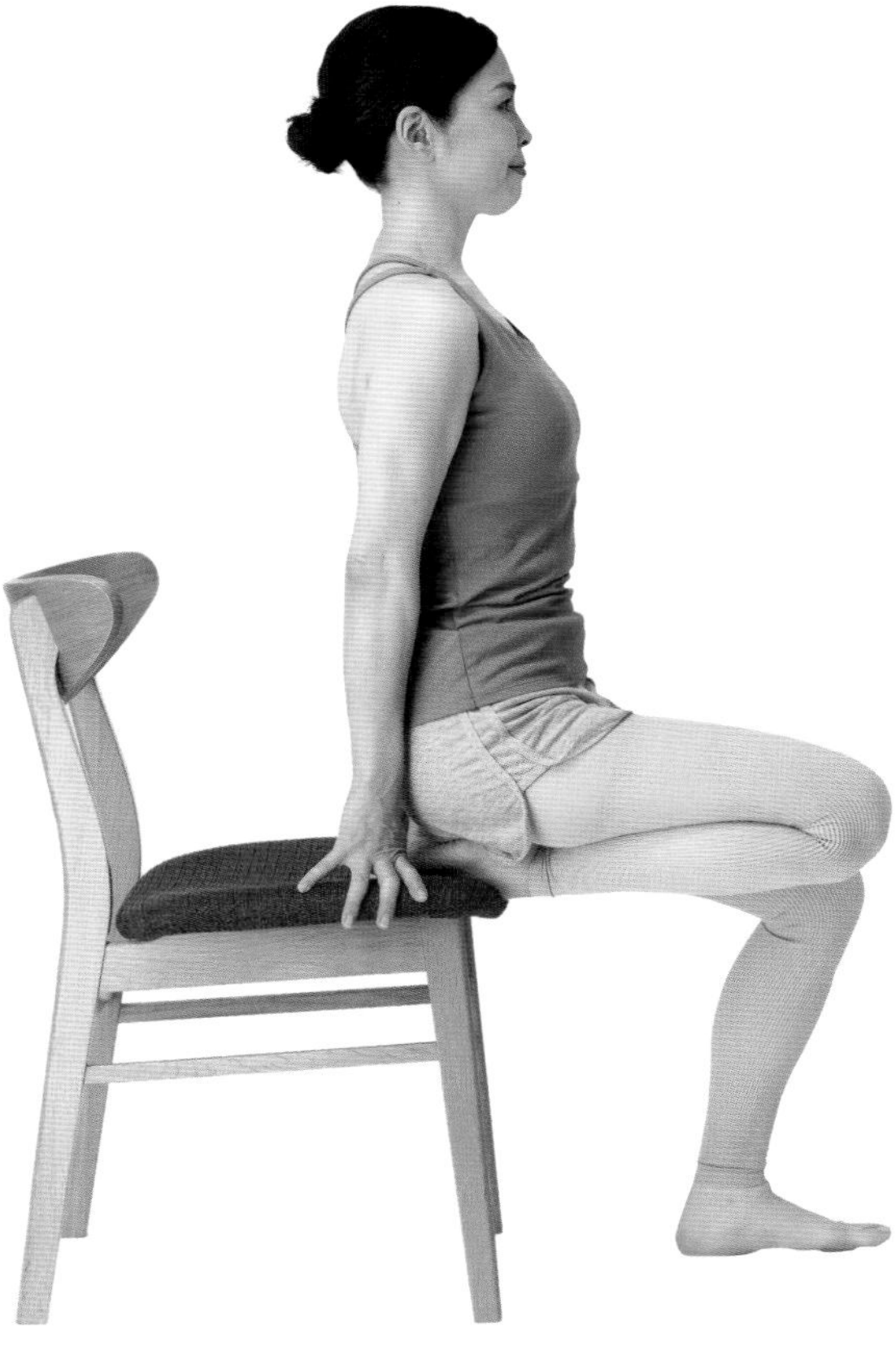

椅子に片側の足の甲を引っ掛けて
座ります。

POINT
背中は起こしたままでも、
背もたれにもたれても大丈夫です。
腰は反らないように
気をつけてくださいね。

こりレベル1

step 2

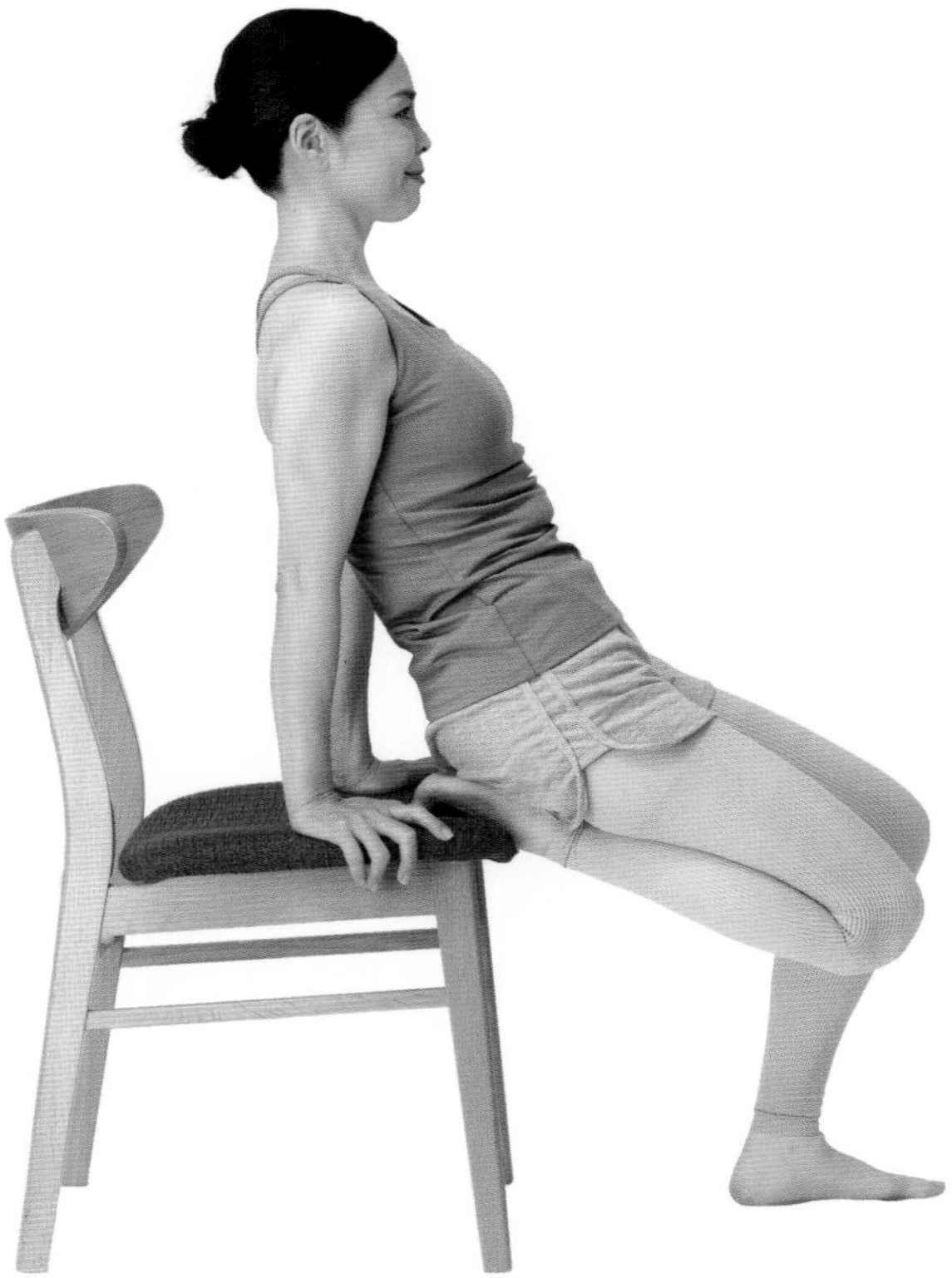

足の甲を引っ掛けたまま、膝を地面に近づけていきます。
前ももから足の付け根にかけて伸びを感じたらOK。
反対側も同様に行います。

そと
4
腰を柔らかくする

骨盤を整える動作と同様に、
椅子を使って行うストレッチです。
腰椎と頸椎は影響し合っているので、腰まわりが
柔らかくなることで両方の筋肉がゆるんでいきます。
そけい部を押しながらひねることで、腰がゆるみ、
痛みがやわらいでいくのを感覚を得られます。

step
1

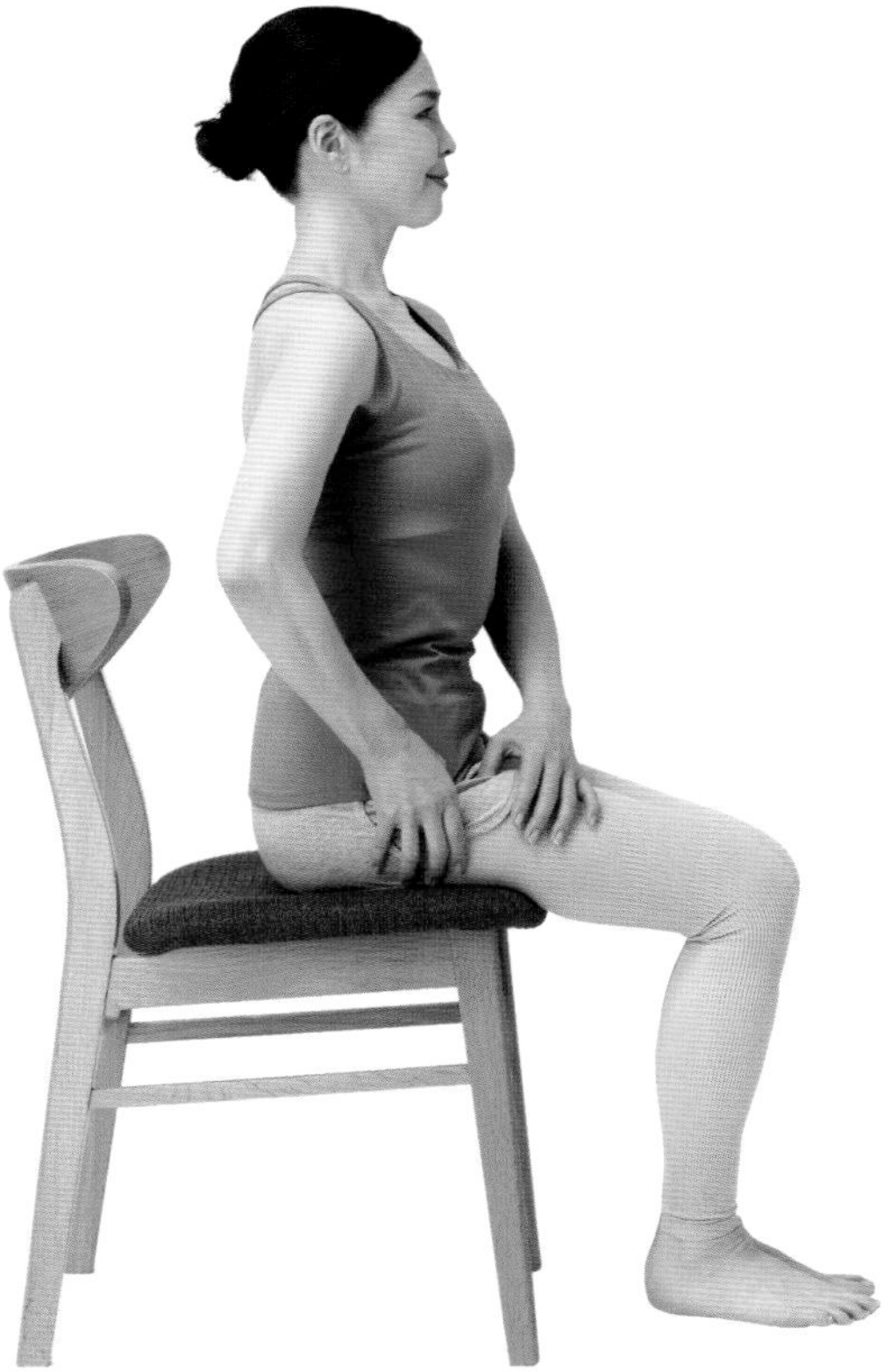

椅子に座り、両手の親指で片側の太ももの
付け根（そけい部）を外側に向かって押します。

POINT

そけい部は線ではなく、
面で捉えるとよいでしょう。
指で押す位置はだいたいでOK。
視線の先に目印となるものを置き、
可動域の広がりを体感しましょう。

こりレベル1

step 2

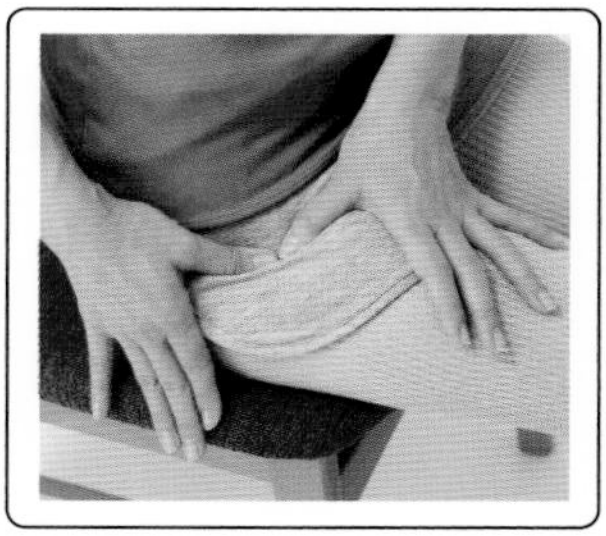

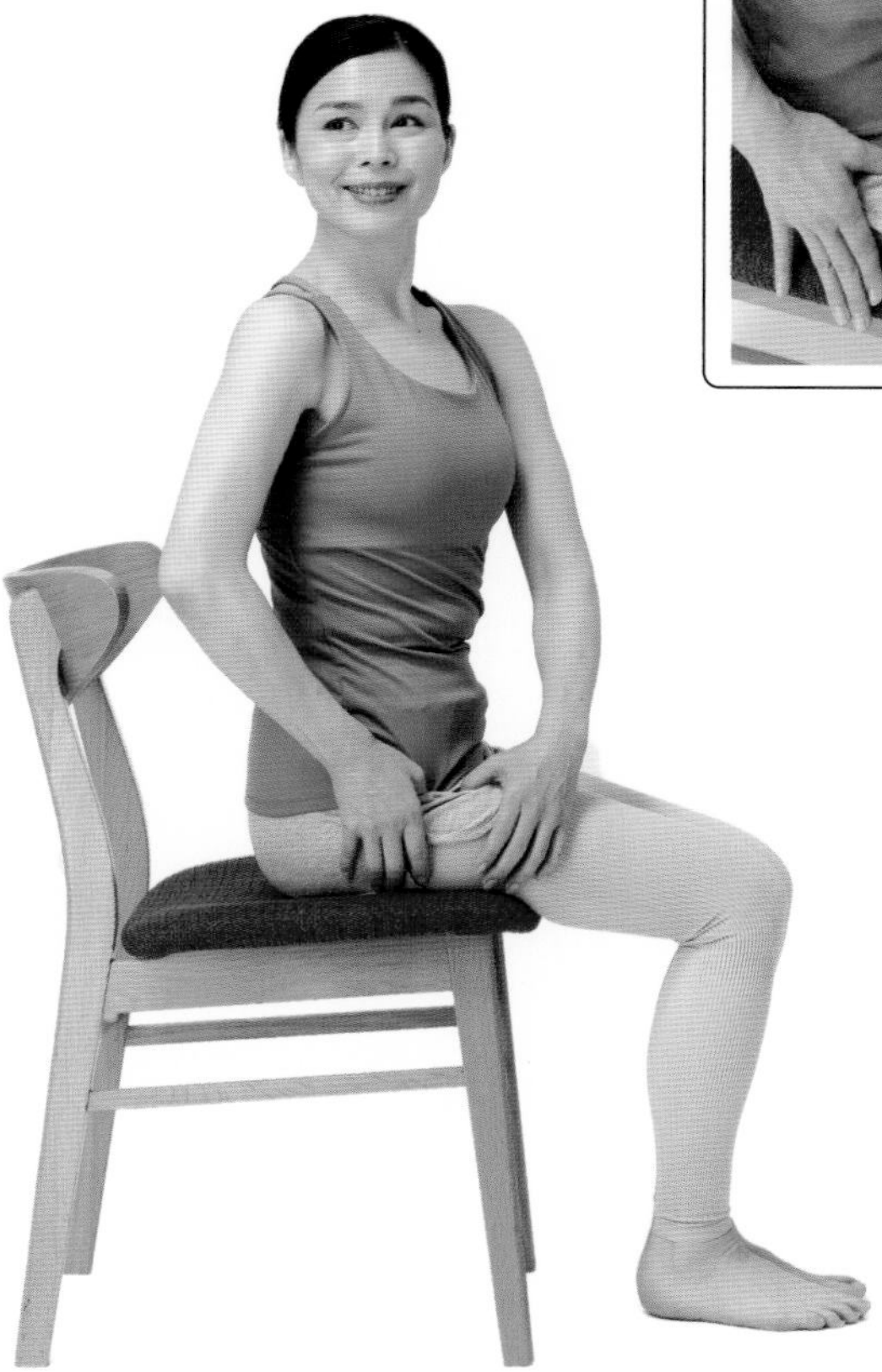

押しながらゆっくりと腰をひねっていきます。
反対側も同様に行います。

おうち 1

頭の疲れをとる

ここからは「こりレベル2」です。

「こり」というと肩や腰を思い浮かべる人も多いと思いますが、実は頭もこるんです。

頭のこりをほったらかすと、血流が悪くなり、だんだん鉄板のように硬くなっていきます。

頭を柔らかくして、溜まった脳疲労を解消しましょう。

step 1

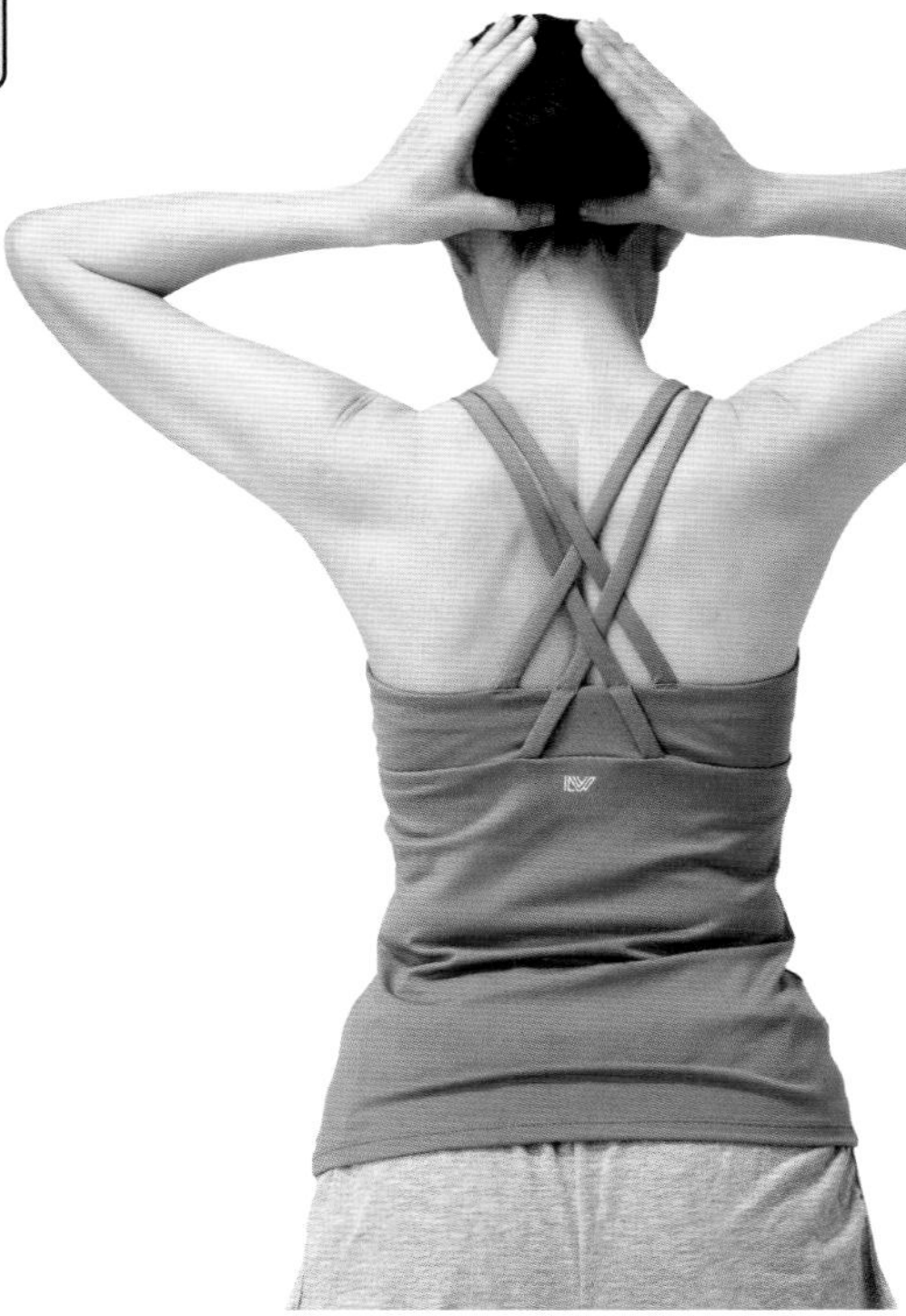

髪の生え際にある中央のくぼみ
（「ぼんのくぼ」、または「瘂門《あもん》」といいます）に
両手の親指の腹の部分を当てます。

step 2

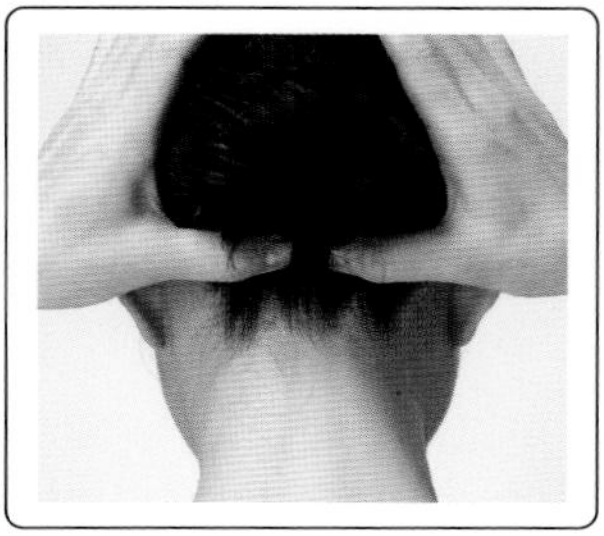

POINT
手や肩が疲れない程度に
押さえた状態をキープしましょう。
ぼんのくぼが柔らかくなり、
頭がスッキリする感覚が
得られます。

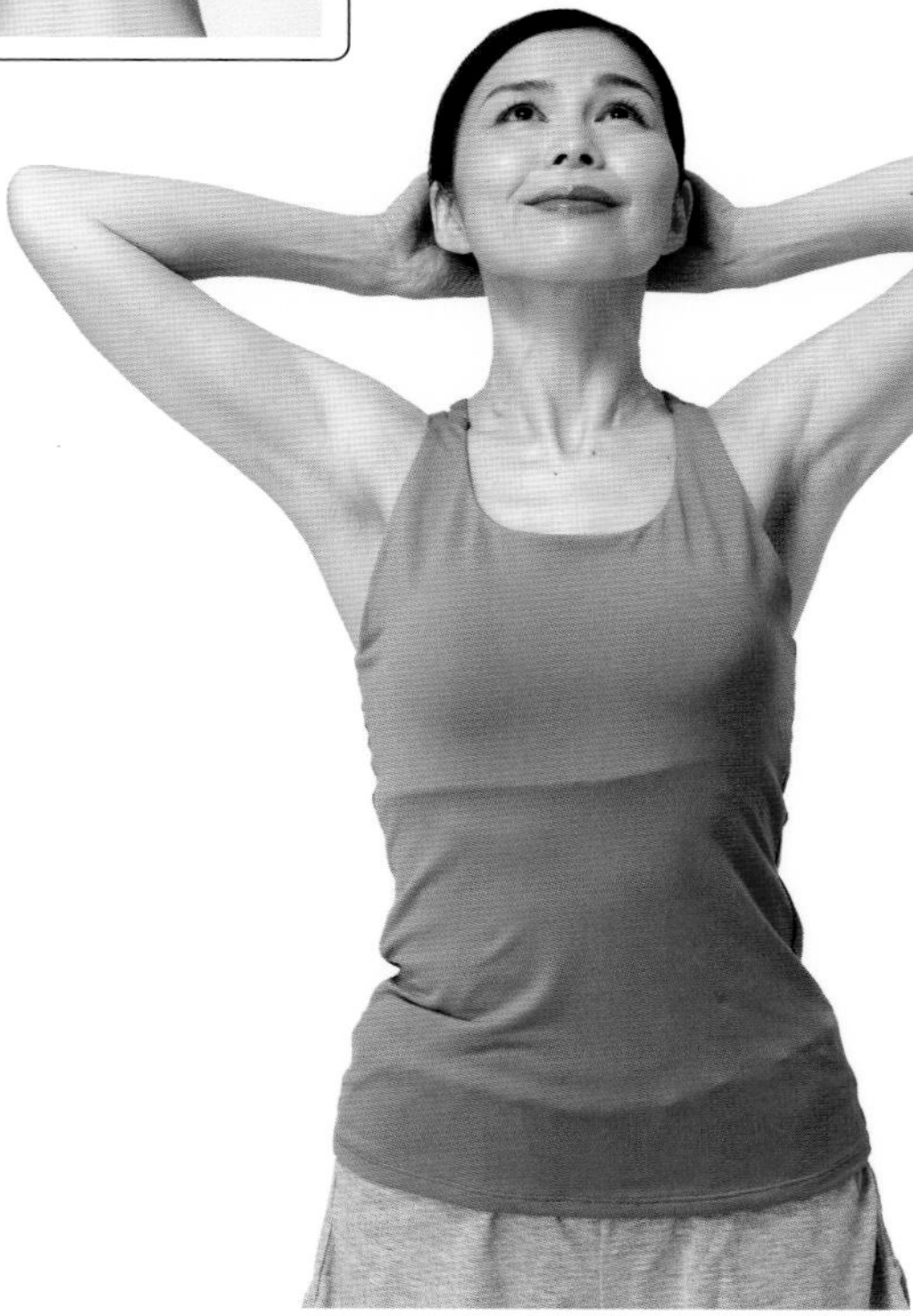

あごをゆっくり上げていきます。
頭が「かまぼこ」ぐらいの硬さになったらOKです。

おうち
2

首のこりをとる

整体でも用いられる首のこりをとる動作です。
最初は「これで合っているかな？」と
不安になるかもしれませんが、
継続的に行うことで指のセンサーが発達し、
しっかりとゆるみを感じられるようになるでしょう。
頭皮を引き上げることで首まわりの筋肉がほぐれ、
首の可動域が広がるのを実感できます。

step
1

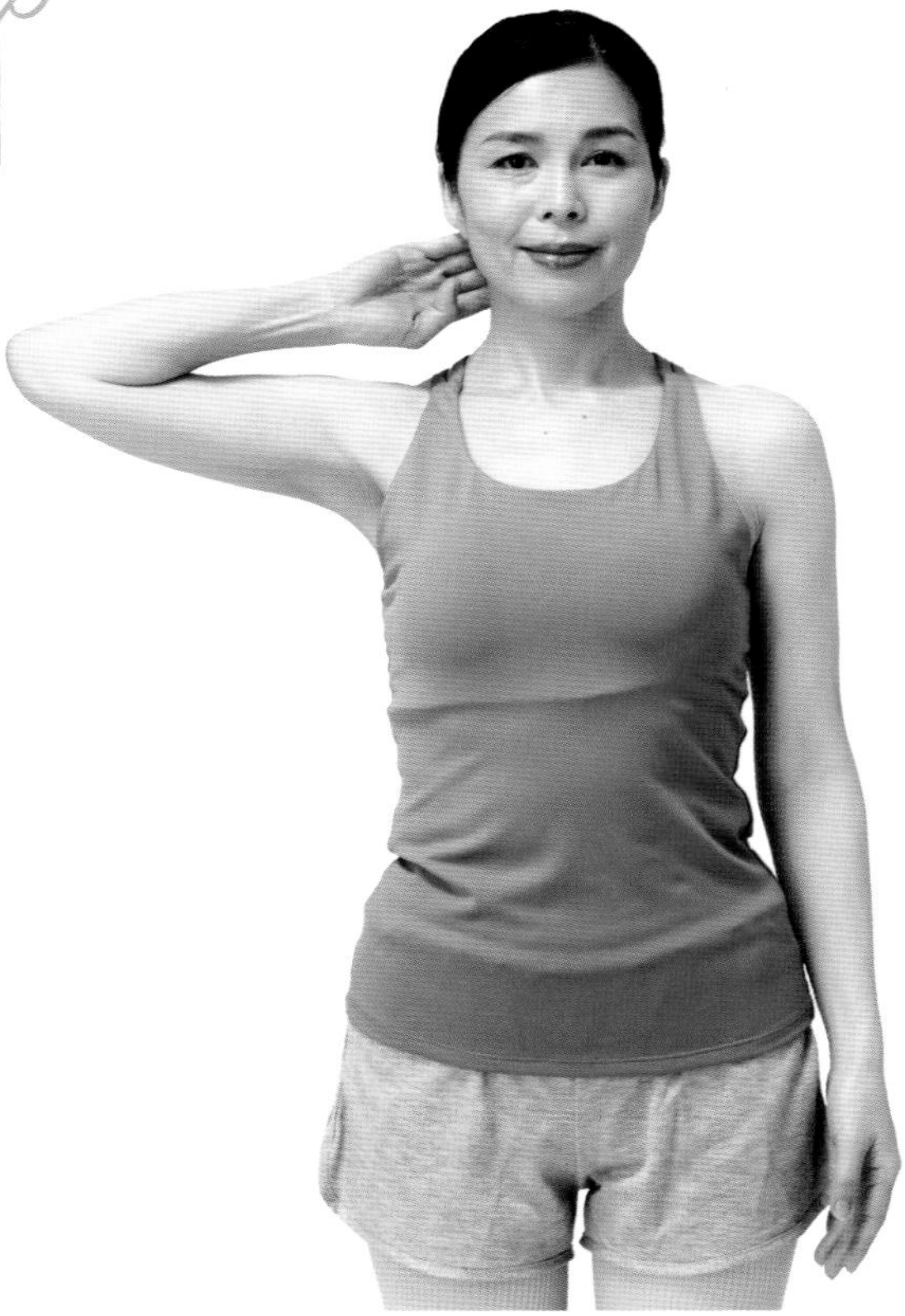

右手を首の骨の右側に当てます。

POINT

引き上げる指は髪の毛ではなく、
しっかりと頭皮を捉えましょう。
目尻のあたりに皮膚の伸びを
感じられればOKです。

step 2

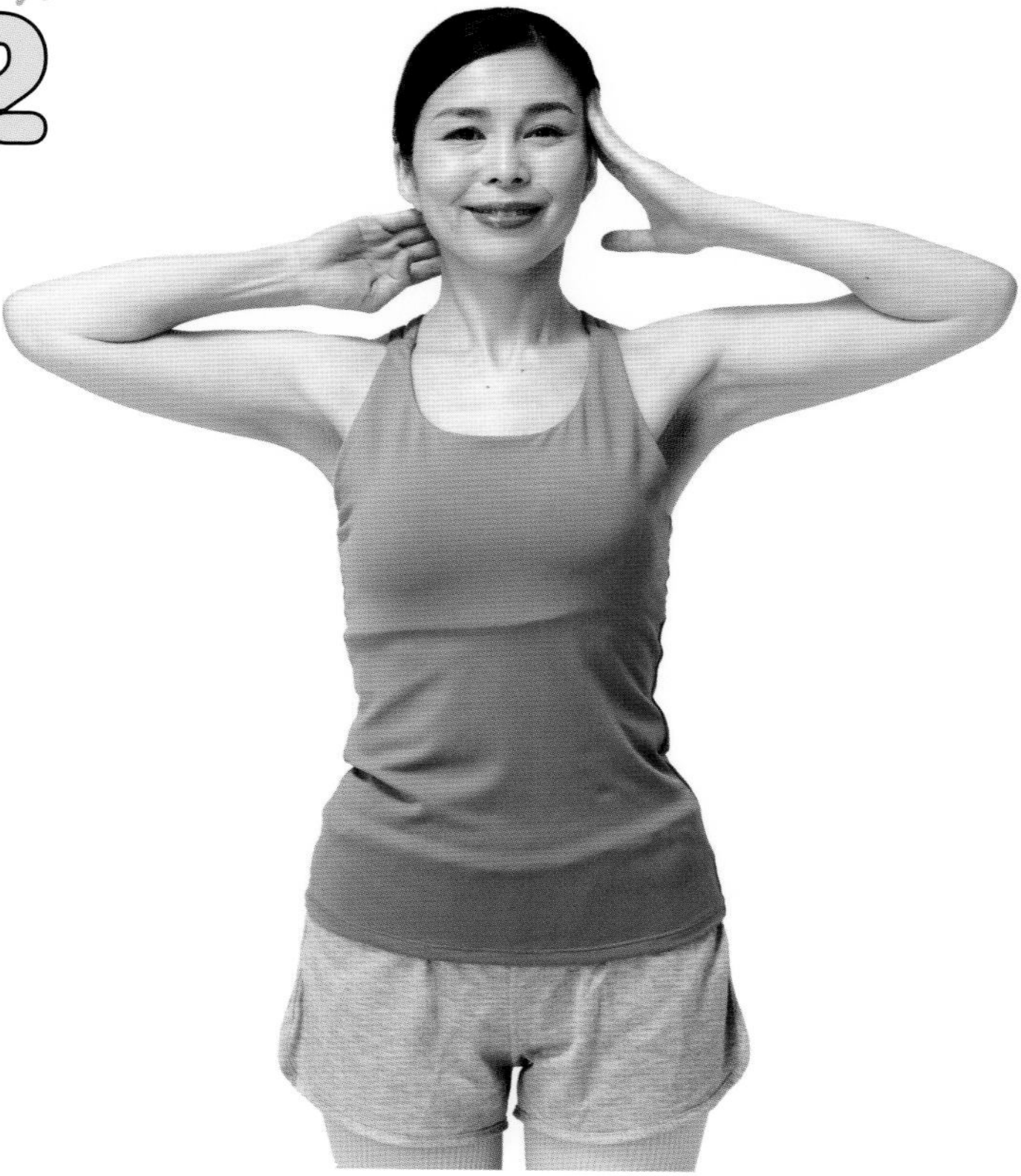

**左の側頭部（耳の真上）の頭皮を上に引き上げましょう。
反対側も同様に行います。**

おうち 3

頭のこりをとる

メガネやマスクを日常的に着用していると頭に痛みを感じることはありませんか？

頭部にこりが溜まると、脳に新鮮な酸素や血液が行き渡らず、思考力や判断力が低下し、頭痛を引き起こすこともあります。

頭のこりは日ごろ感じにくいですが、鎖骨周辺の筋肉をほぐすことで改善されます。

step 1

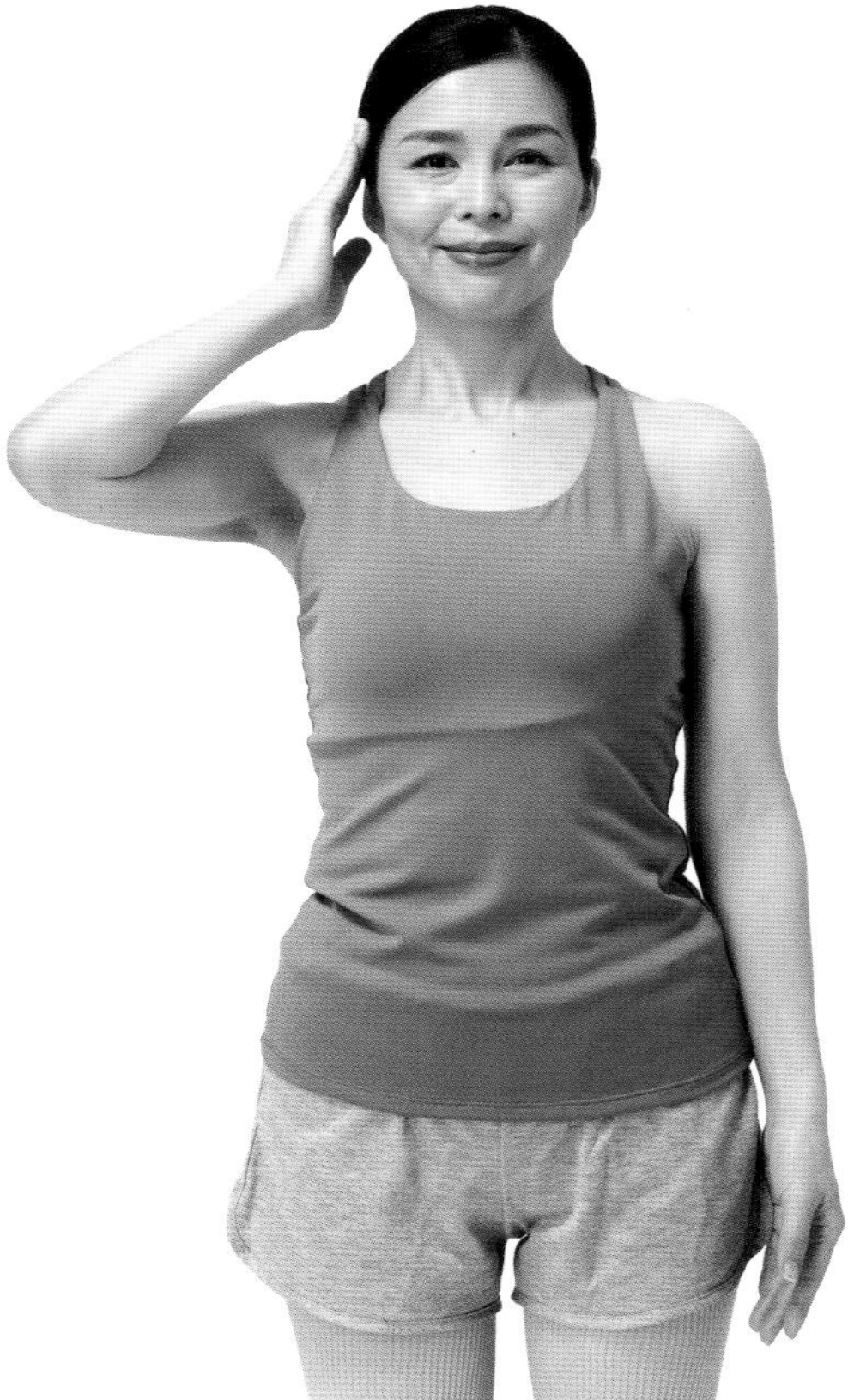

右手で右の側頭部を上に引き上げます。

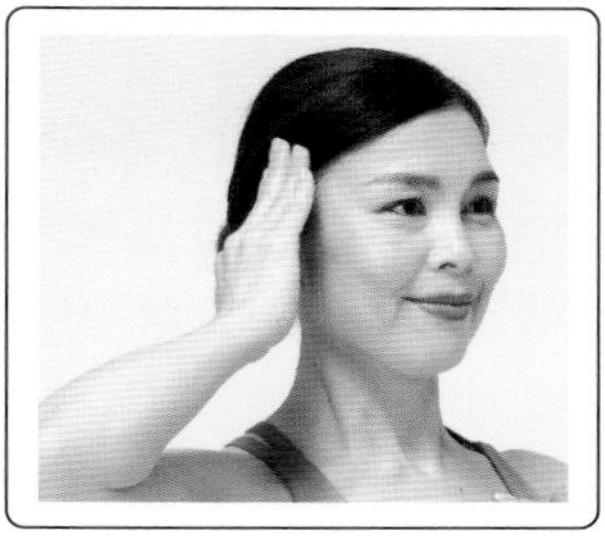

step 2

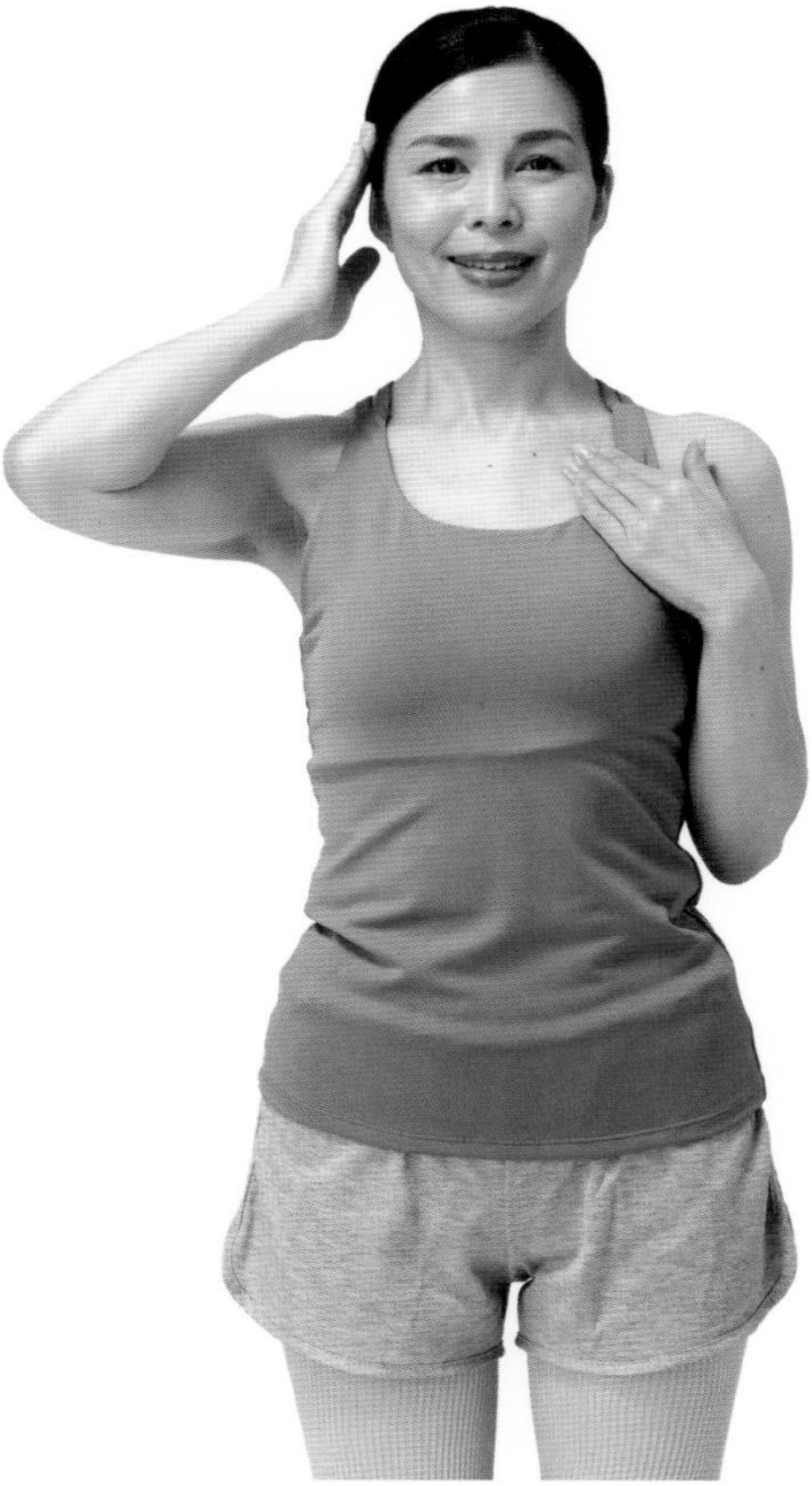

左手で左の鎖骨下の筋肉を下方向に引っ張ります。
反対側も同様に行います。

おうち 4

肩まわりを柔らかくする

パソコン作業でついつい猫背になってしまっている人も多いのではないでしょうか？
この動作は普段動かしていない、
肩甲骨を動かすためのストレッチです。
使わずに広がってしまった肩甲骨を寄せていく動作で、
肩まわりの筋肉をほぐしていきましょう。

step 1

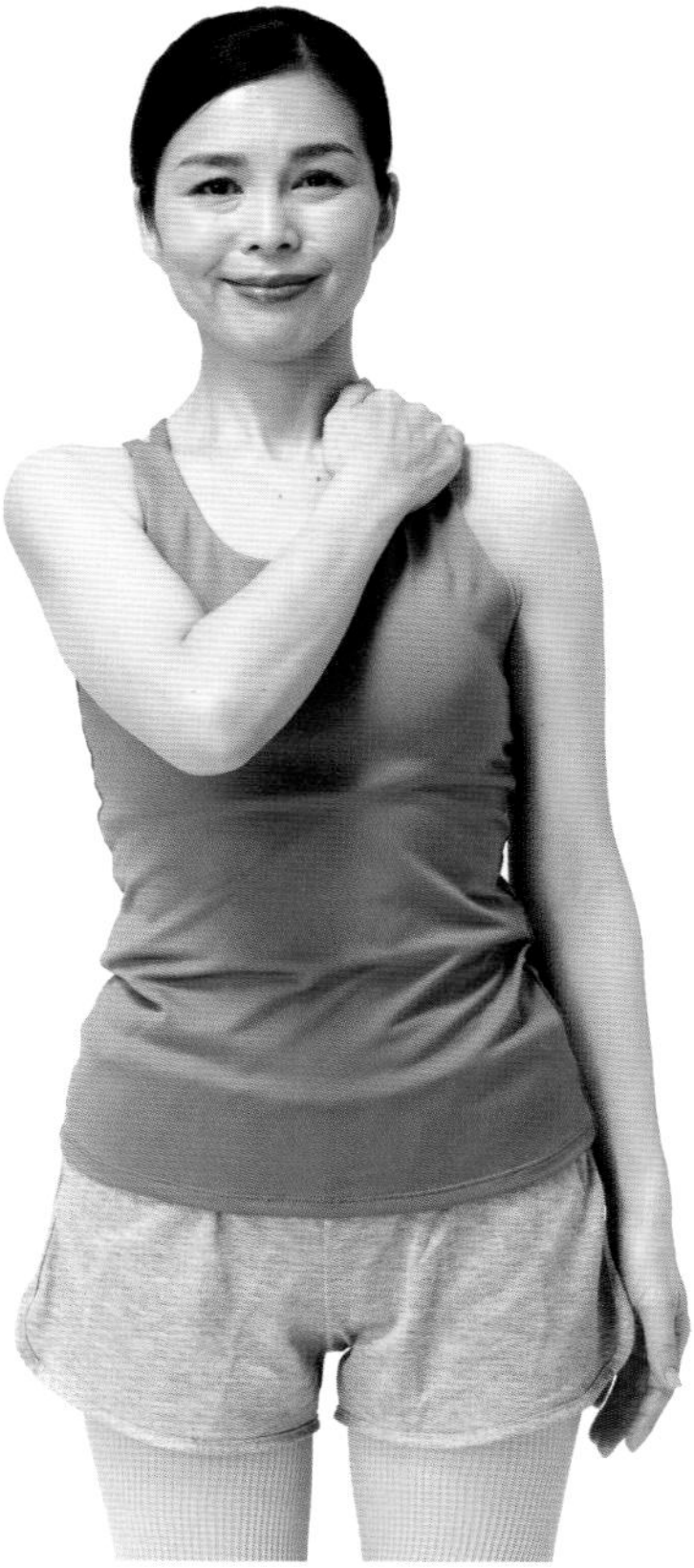

右手で左の肩をつまみます。
（つまめるほど伸ばせない人は
肩に軽く手を置くだけでもOK）

step
2

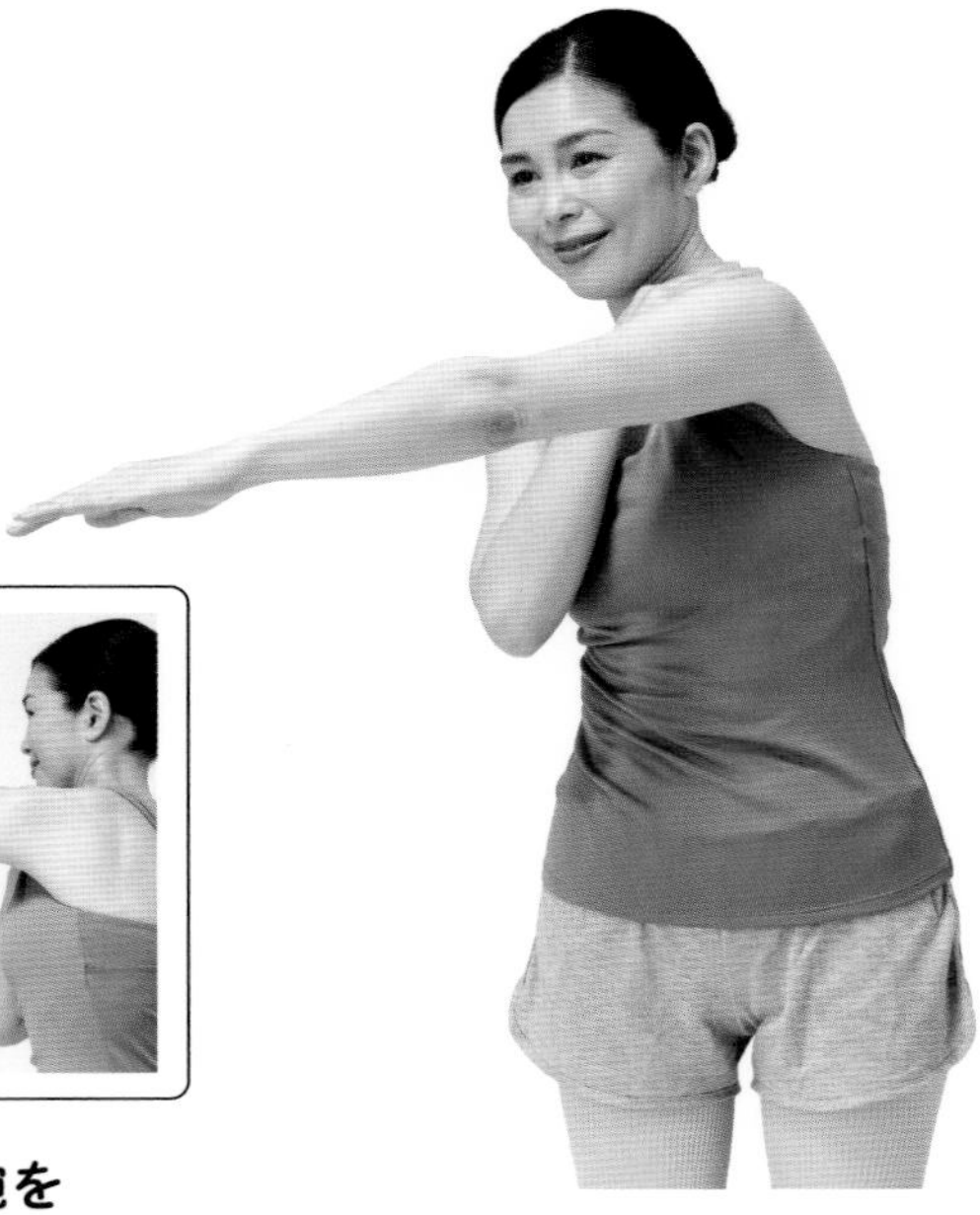

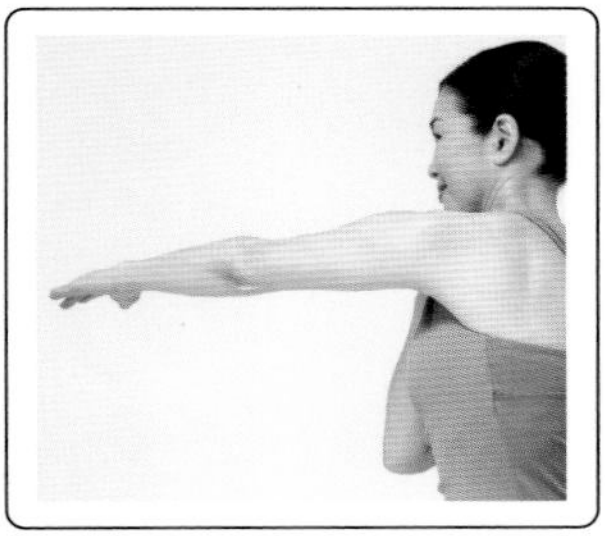

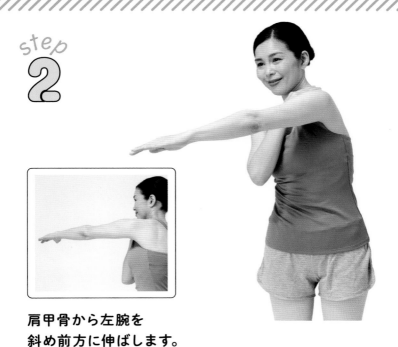

肩甲骨から左腕を
斜め前方に伸ばします。

step
3

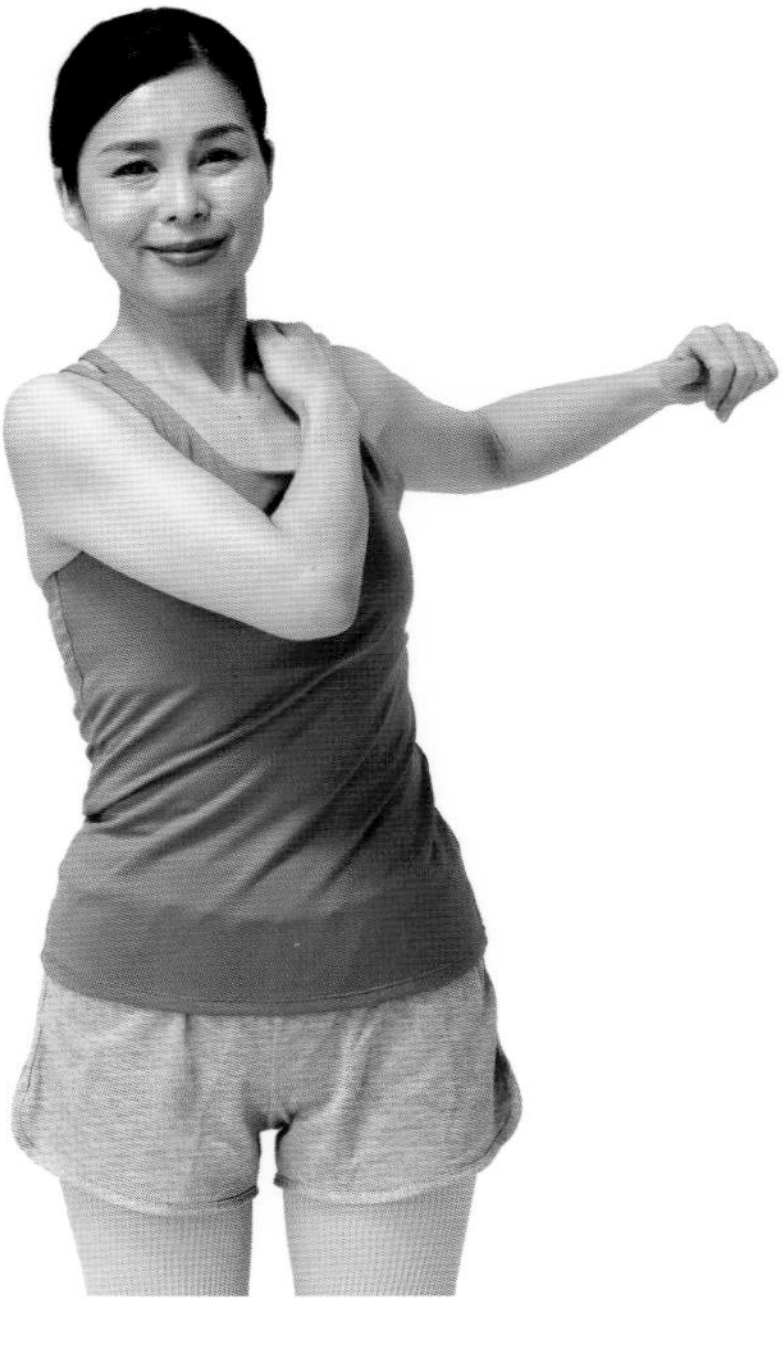

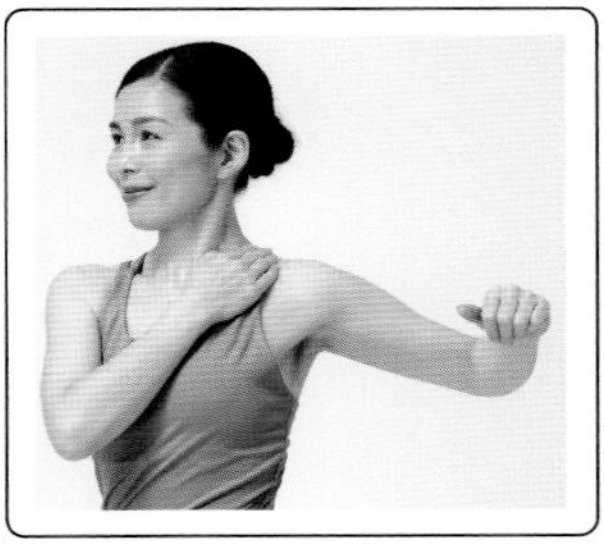

肩甲骨を寄せていくような
イメージで左腕を
斜め後ろに引いていきます。
反対側も同様に行います。

そと
1

指先に溜まりやすい血液の流れを促進する

足先は、リンパや血液が滞りやすい場所。
足指を反らすことで血行を促進し、
足裏の首の反射区も刺激するストレッチです。
足指を反らすのは日常生活の中では
あまり行わない動きですが、普段しない動作を
行うことで脳にも刺激が与えられるなど、
一石三鳥も四鳥も効果が得られます！

step
1

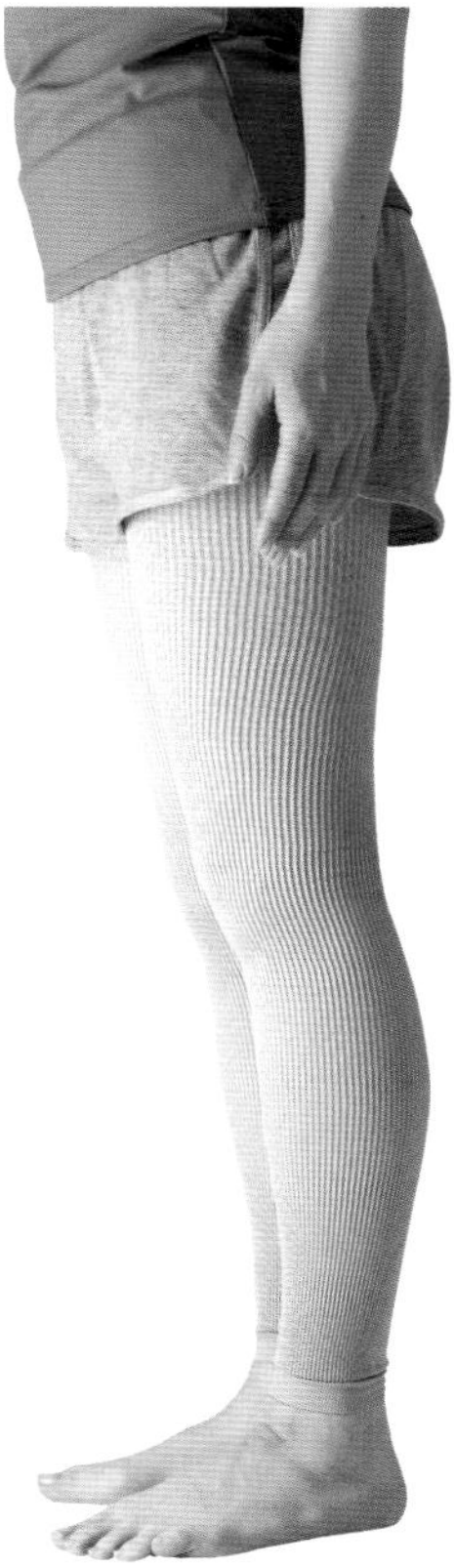

立って肩幅程度に両足を広げます。

POINT

あまり体重はかけないようにして
指が伸びるのを感じましょう。
動作の目安は片足15秒程度。

step 2

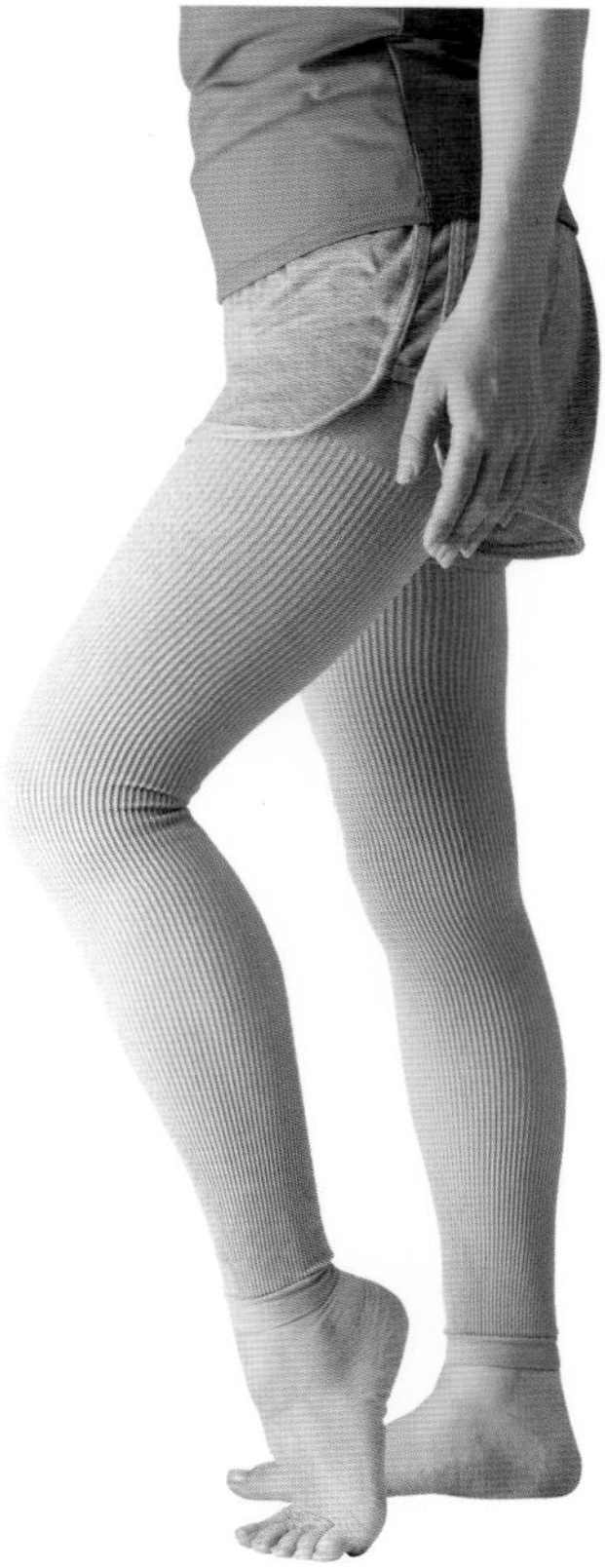

片足ずつ足指を反らします。
指の付け根から曲げて足裏をよく伸ばしてください。
反対側も同様に行いましょう。

こりレベル2

そと
2

脚の疲れをとる

意外とこっている人が多い脚のスネ。
足の甲を伸ばすと、スネのこりを改善できます。
また、足の甲はリンパの流れが集まる部位なので、
刺激を与えることで血液や老廃物の流れが
スムーズになります。
むくみや冷え性の改善にもおすすめの動作です。

step 1

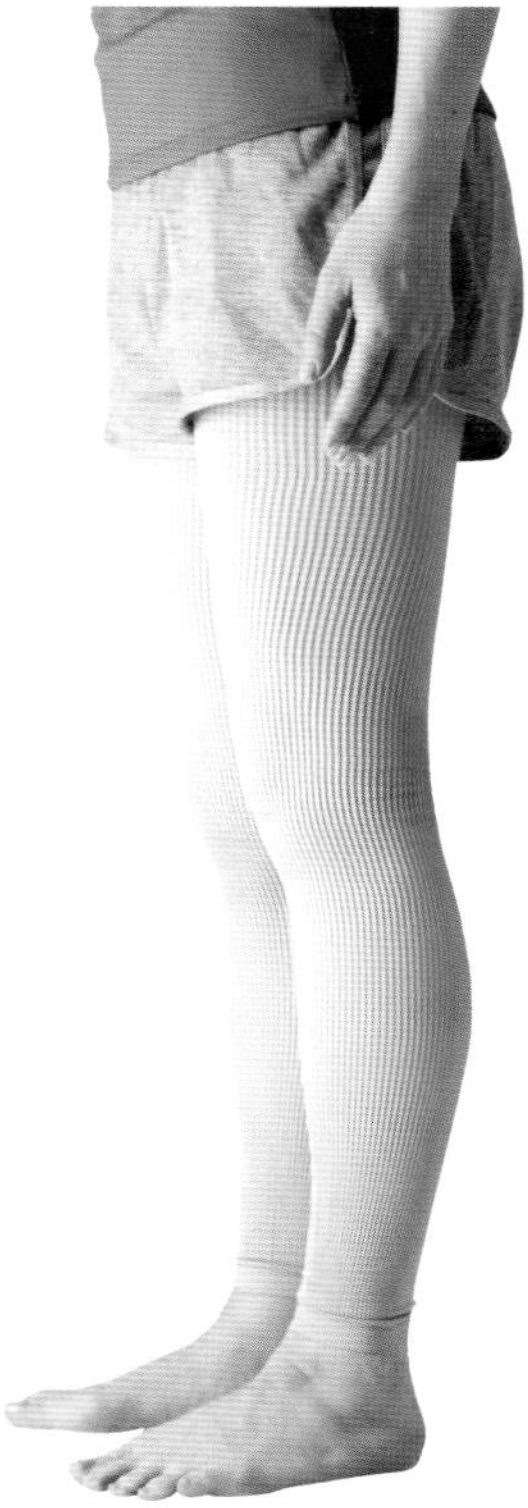

立って肩幅程度に両足を広げます。

step

2

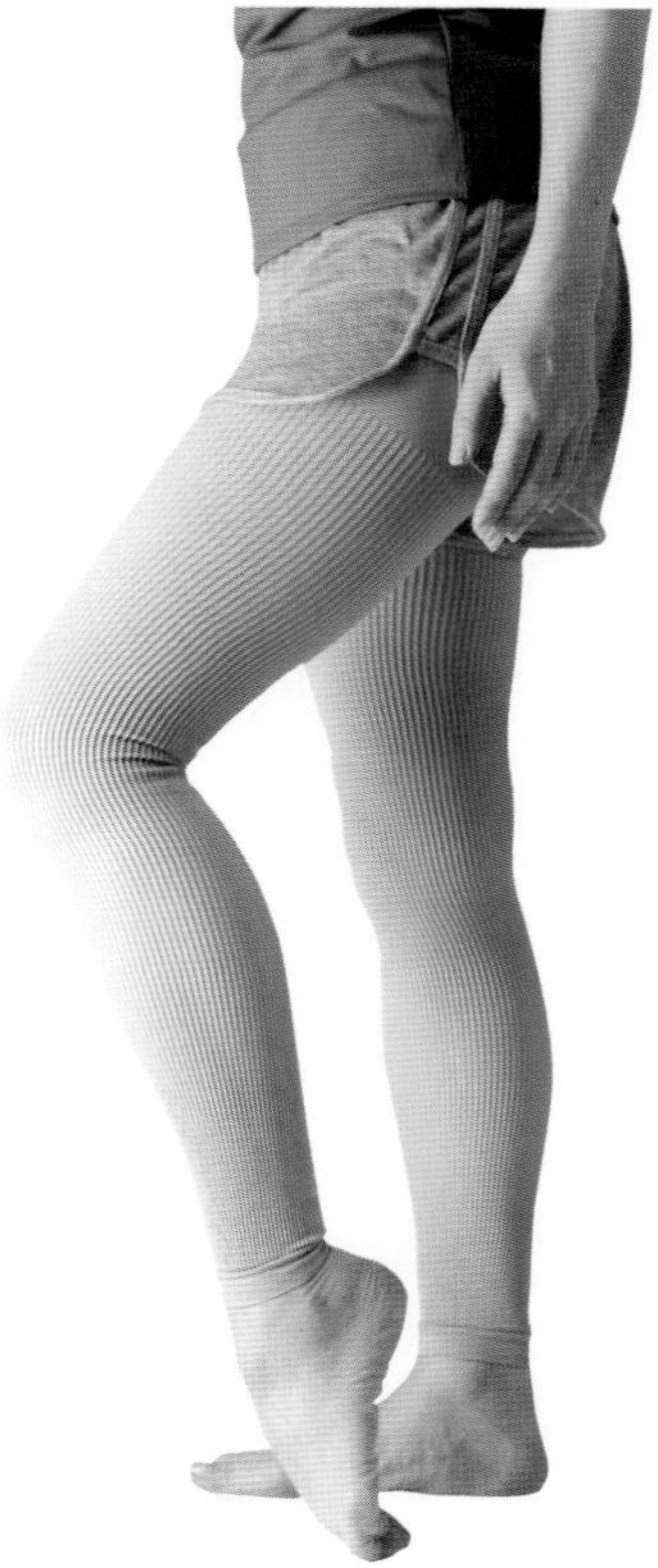

片足ずつ、足首を床に近づけるイメージで
足の甲を反らします。
指の付け根から曲げて足の甲をよく伸ばしてください。
反対側も同様に行いましょう。

そと3

手の疲れをとる

手のひらは朝から夜まで一番使っている
部位であり、こりの始まりの場所。
一番使っている筋肉をほぐしていくことで、
肩や首のこりの予防にもなります。
ちょっとした時間にできる整体なので、
くせになるまでもみ込みましょう。

POINT
からだのこりには
道筋があります。
肩や首のこりは腕から。
腕のこりは手のひらから。

step 1

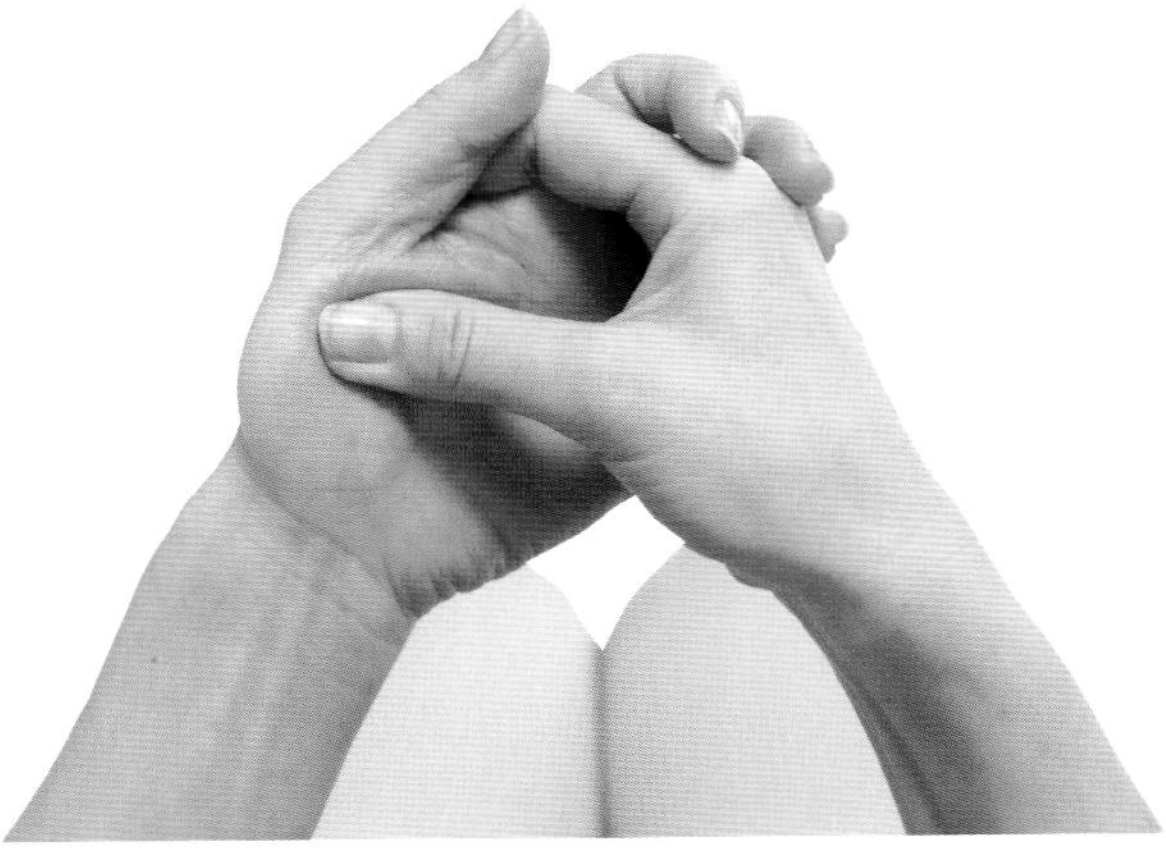

両手を組み、手のひらの母指球を押す。

step 2

> POINT
> 指で押す位置は
> だいたいで大丈夫です。
> 気持ちいい場所を
> 探してみましょう。

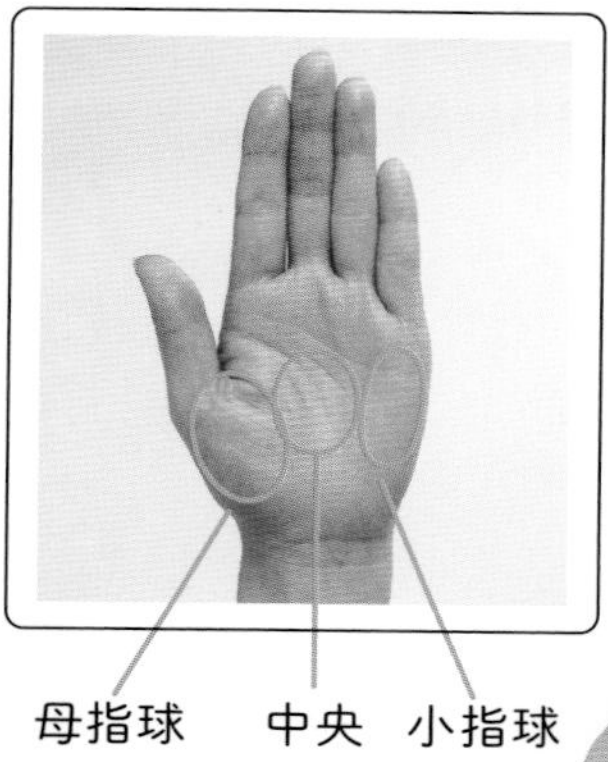

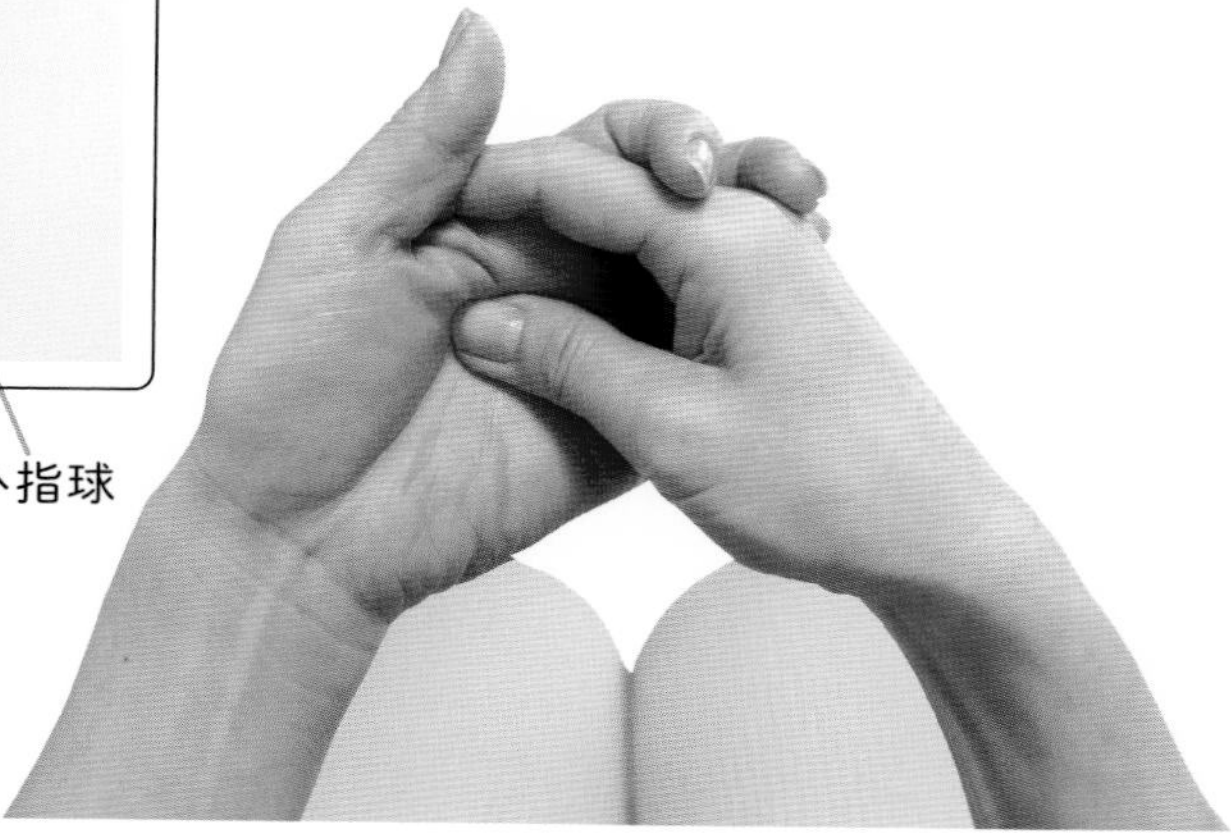

次に手のひらの中央を押す。

step 3

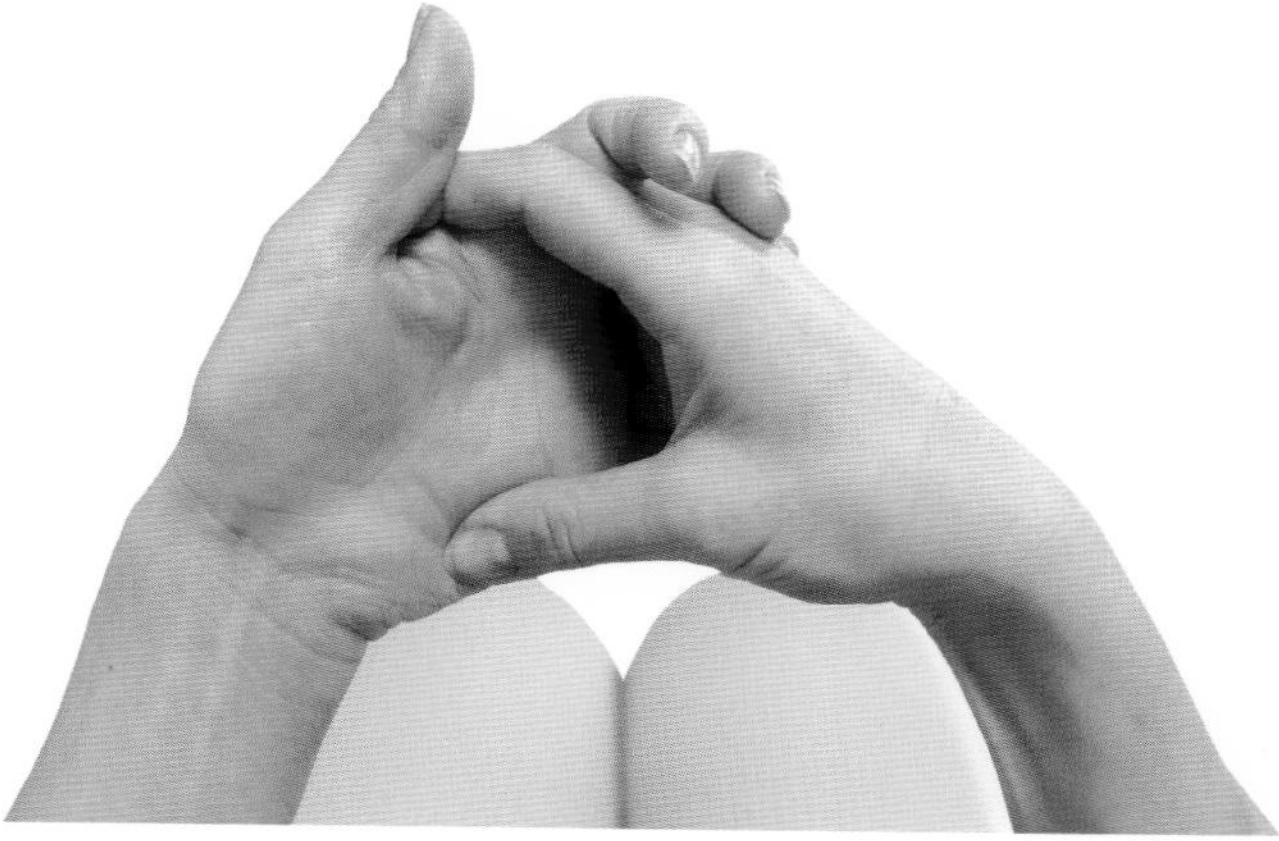

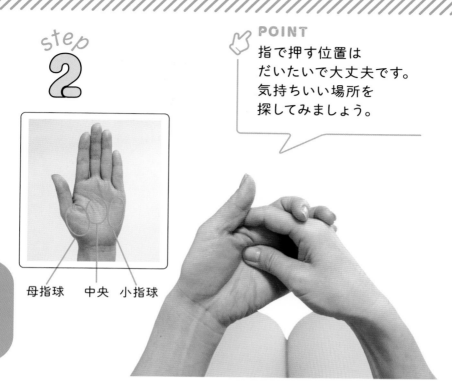

最後に小指球と順に押していく。左右ともに押す。

そと 4

肩甲骨を柔らかくする

整体の効果に加え、有酸素運動の効果も
期待できる肩甲骨の動作です。
肩はからだじゅうのこりが集まる交差点。
肩甲骨を普段から意識して動かすことで、
背中や首の疲れが溜まりにくいからだになります。
歩きながら行う動作なので、
散歩や移動の時に実践してみましょう。

step 1

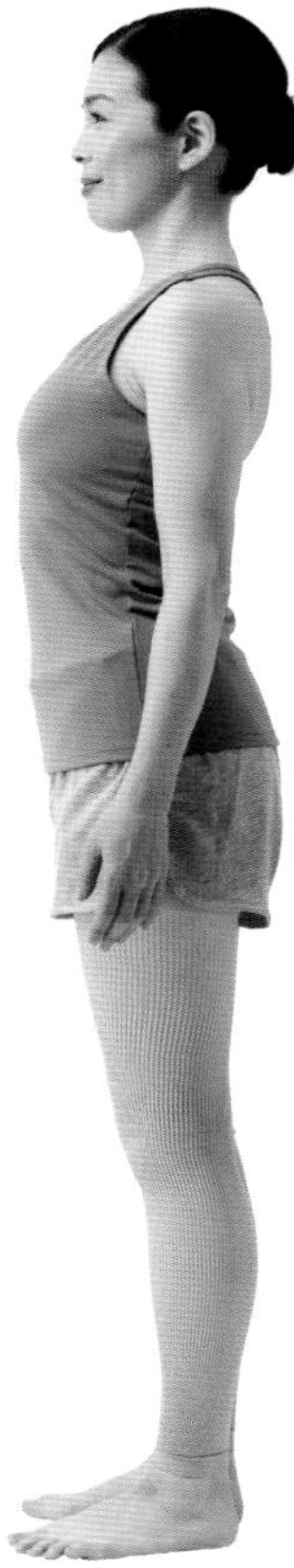

骨盤を正面に向けて立ちます。

step
2

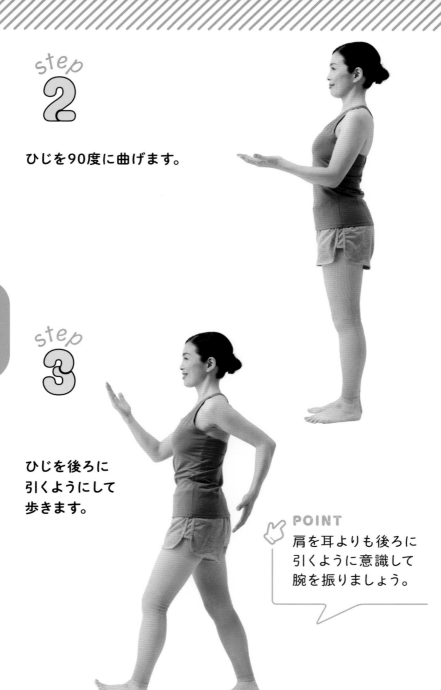

ひじを90度に曲げます。

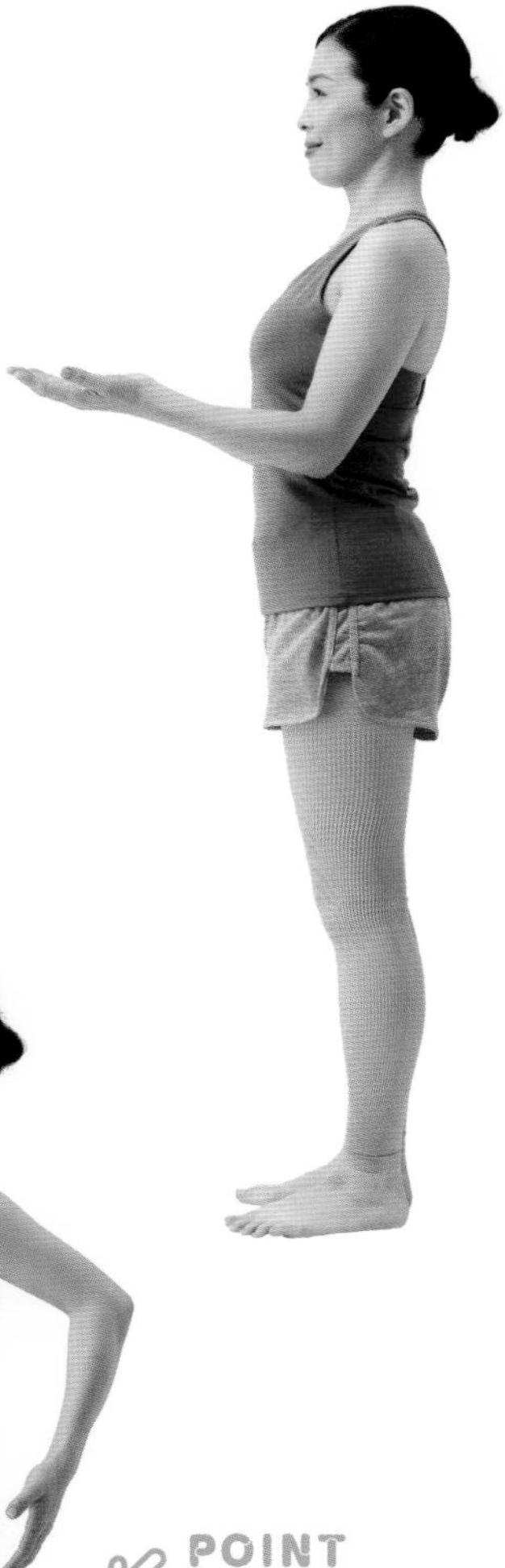

こりレベル2

step
3

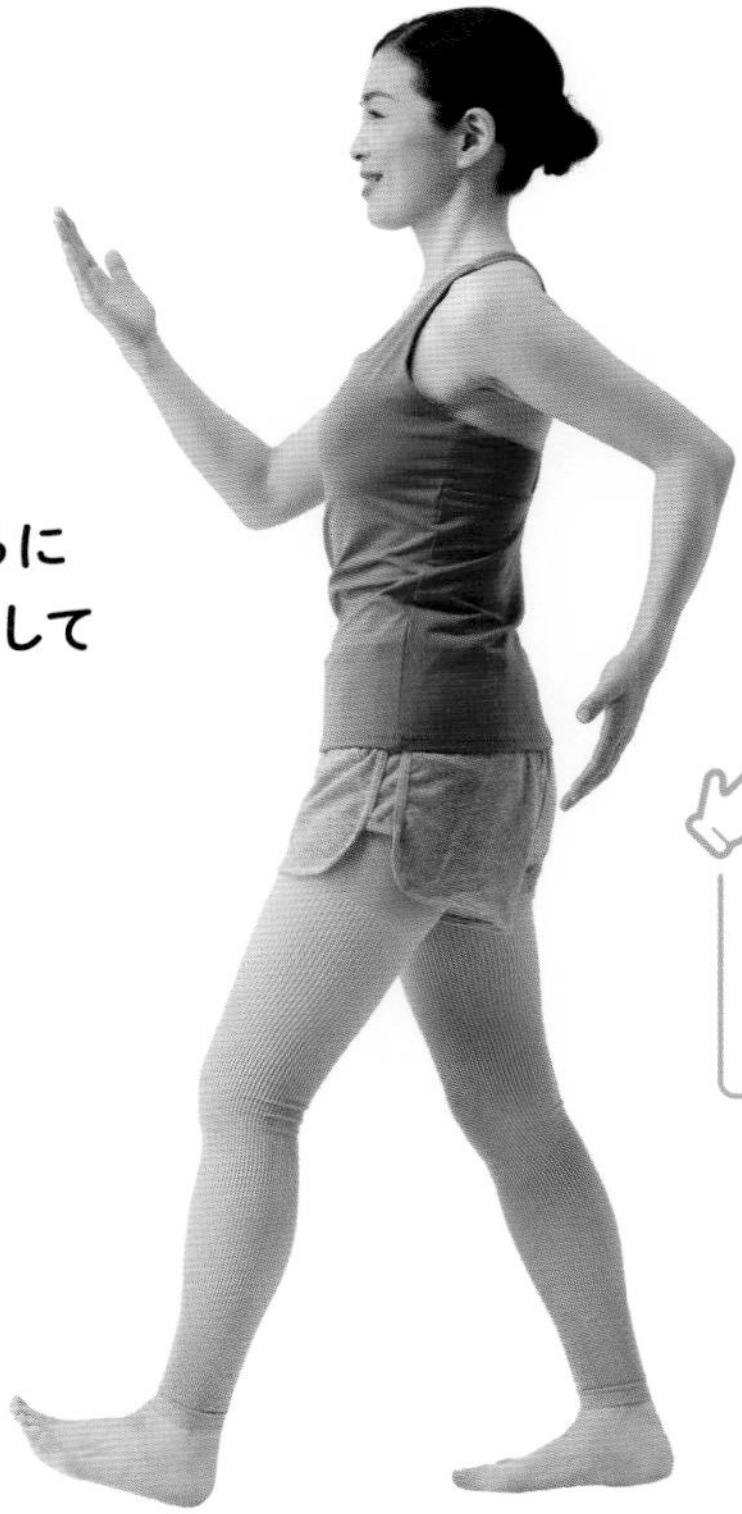

ひじを後ろに
引くようにして
歩きます。

POINT
肩を耳よりも後ろに
引くように意識して
腕を振りましょう。

おうち 1

肩のこりをとる

ここからは「こりレベル3」です。
手のひらの整体を行うことで、
肩から首にかけての筋肉がほぐされます。
継続的に行うことで、首にこりを感じている人は
痛みがやわらぎ、首の可動域が段々と大きくなって
いくことが実感できるでしょう。

step 1

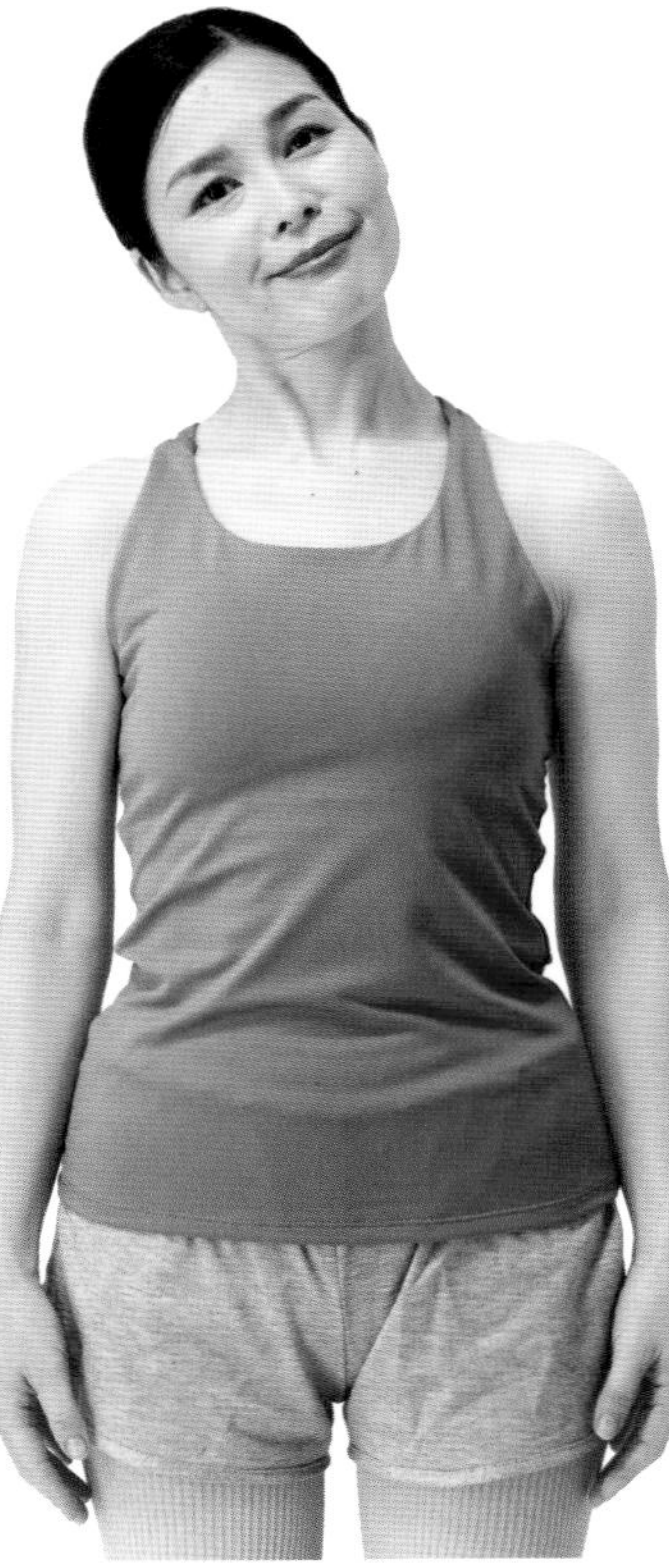

首の張りを感じるところまで、右に倒します。

step
2

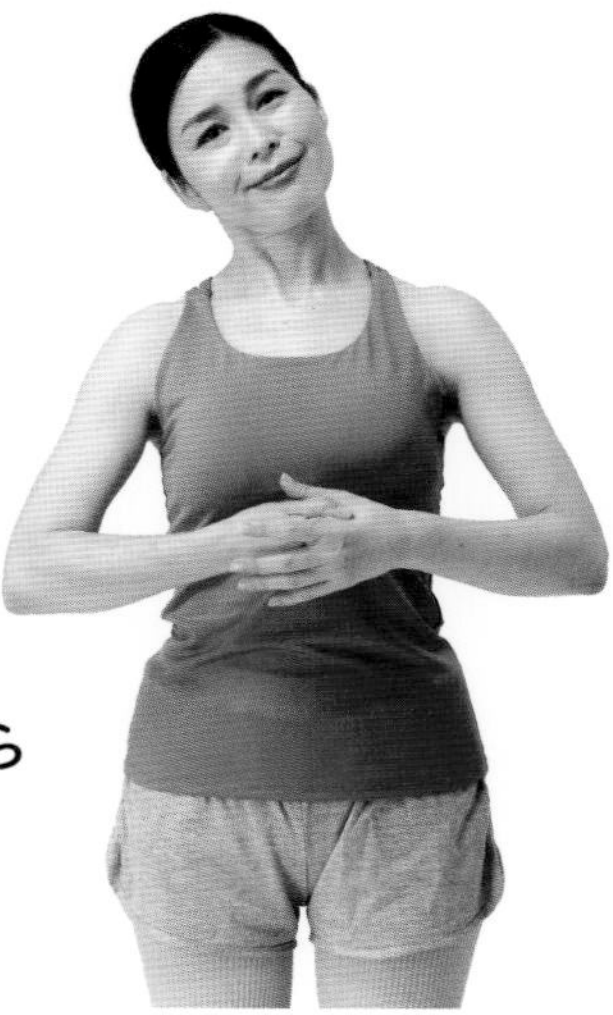

左手を軽く広げ、指の間を
右手でつまんで引っ張ります。
残りの3箇所も同様に行います。
首のつっぱり感が軽くなってきたら
OKです。

step
3

POINT
洗濯バサミで挟むような
イメージで、指の間の筋肉を
伸ばしていきましょう！

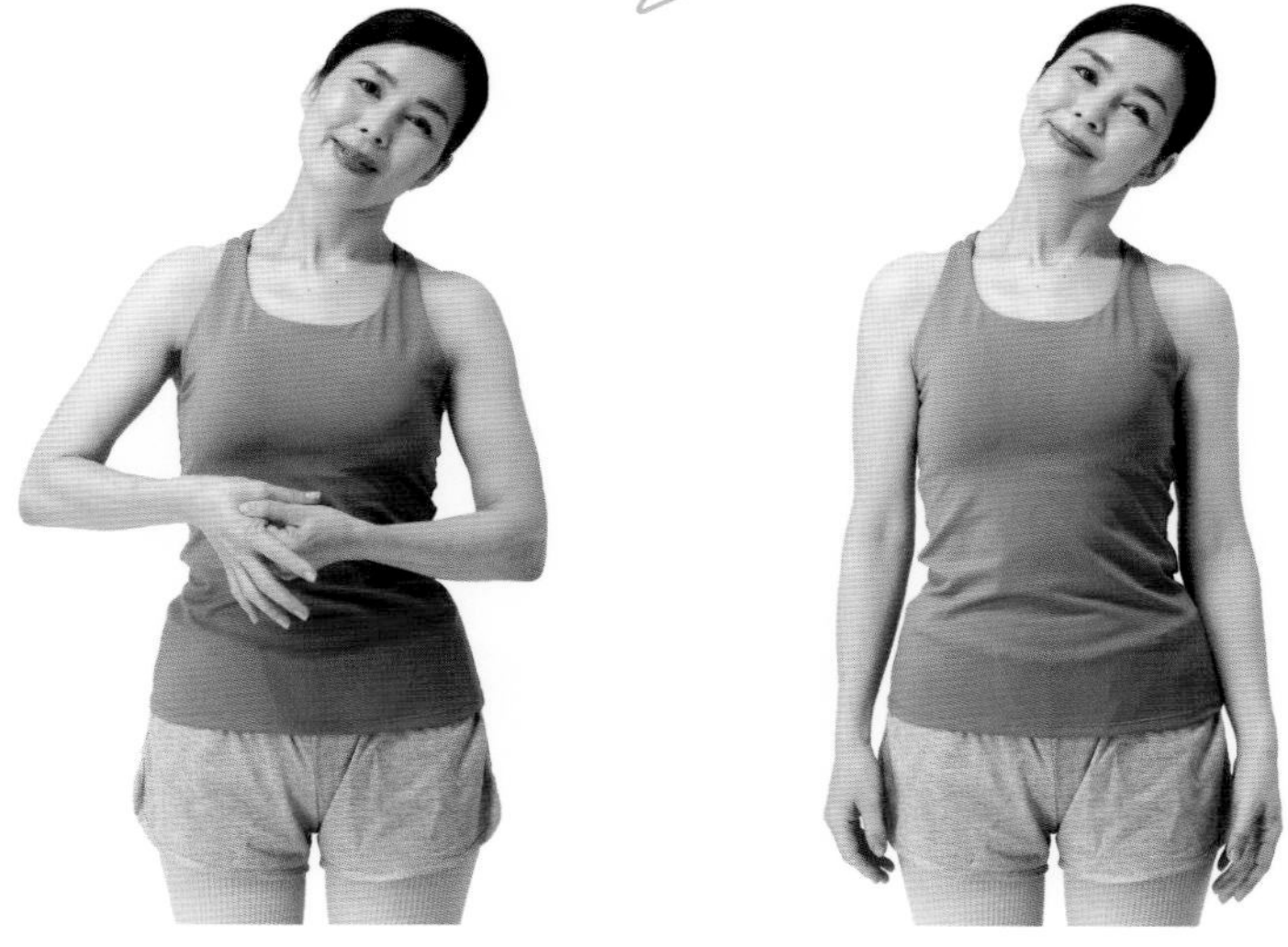

首を左側に傾け、同様に右手のこりをほぐします。

こりレベル3

からだの部位で一番重い頭部を支えている首は
とてもこりが溜まりやすい場所です。
首がこった状態だと、
頭に血液（酸素）が行き渡りません。
首のこりをとることで、日常の動作が楽になり、
頭のパフォーマンスが上がることを実感できます。

おうち 2

首のこりをとる

step 1

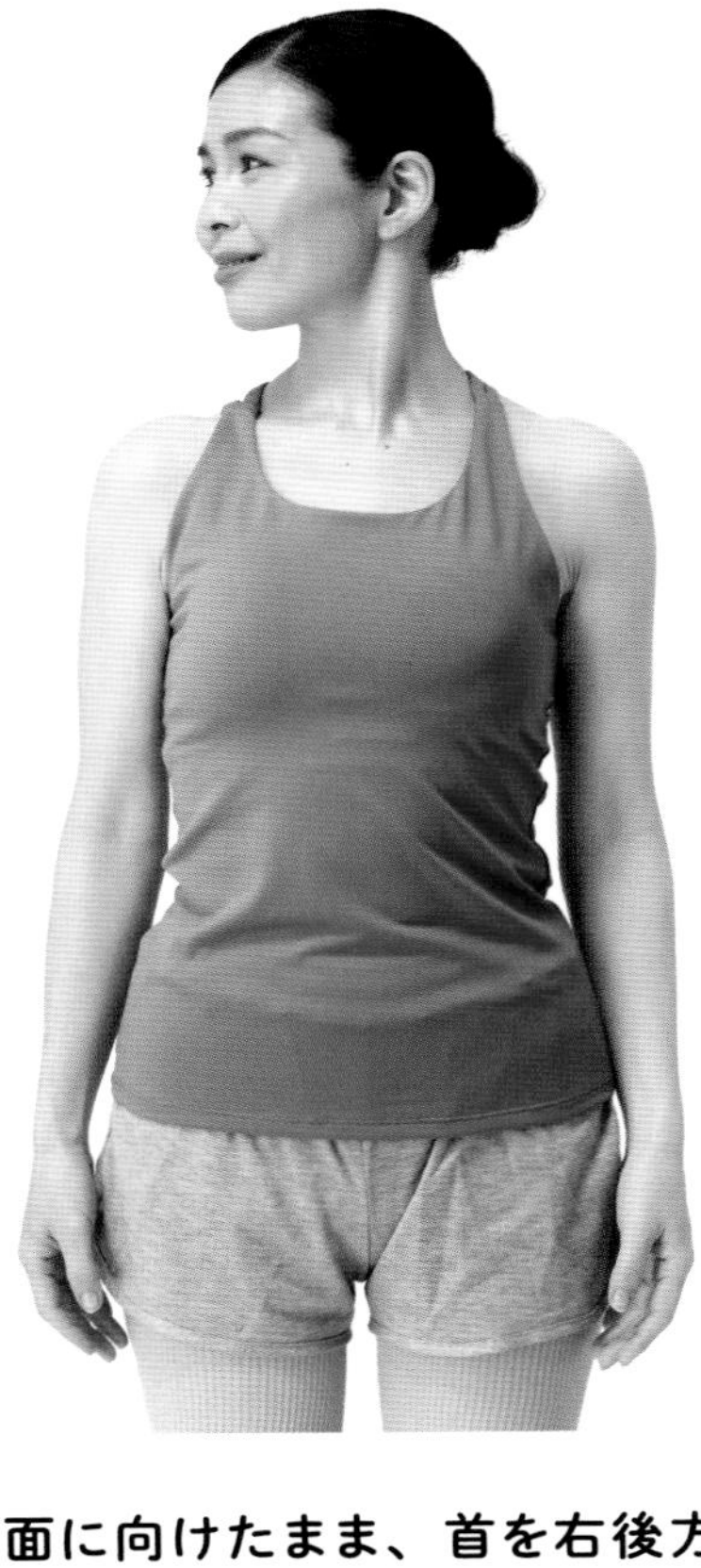

からだを正面に向けたまま、首を右後方へ回します。
腕はぶらんと脱力したままに。

step 2

step1の姿勢をキープしたまま、
右手で左のひじの内側を
もみ込みます。

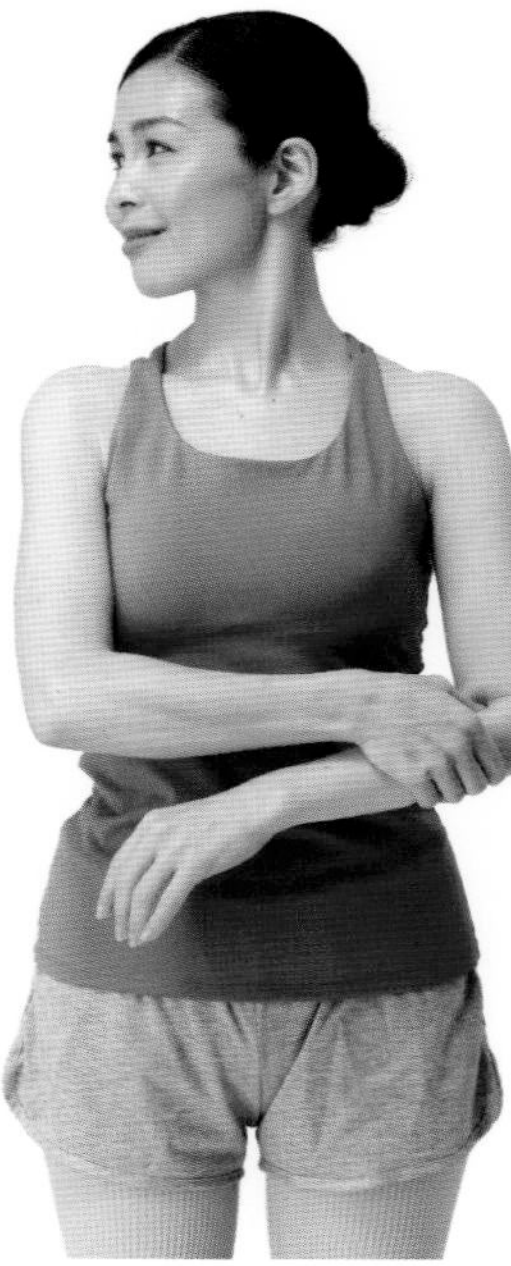

step 3

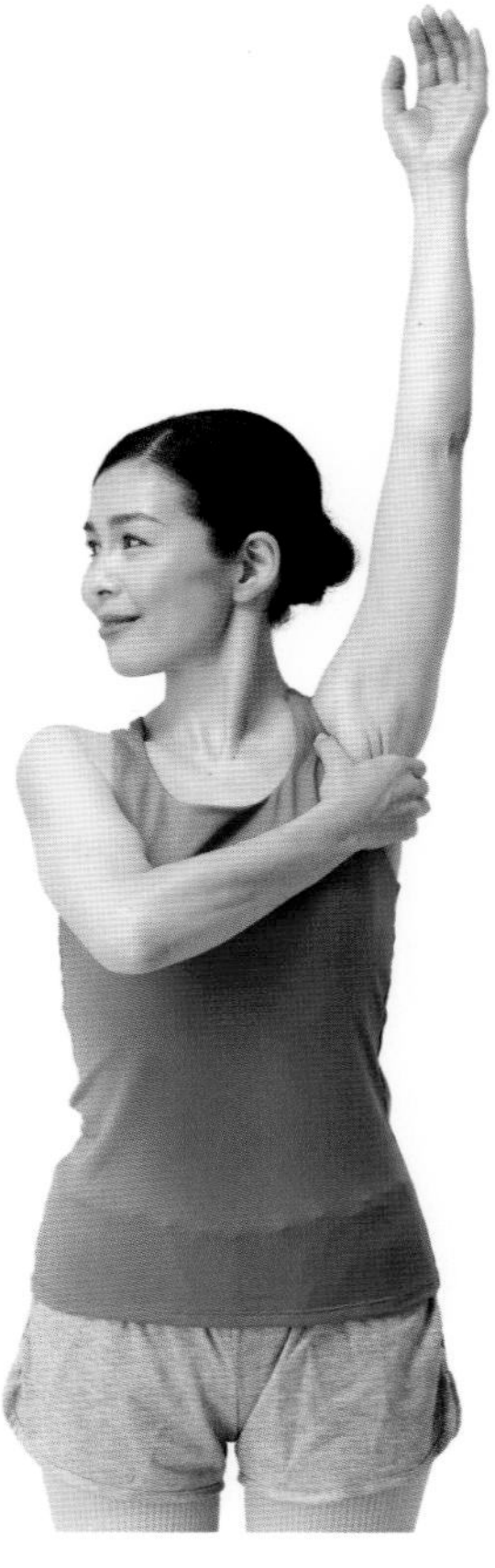

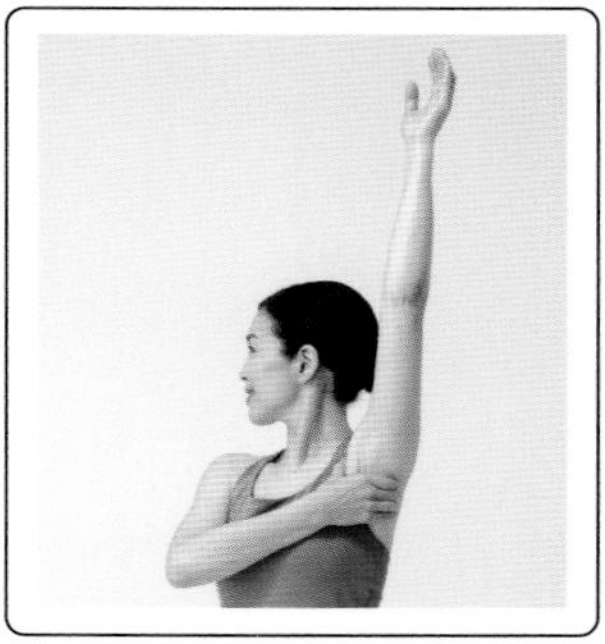

腕のもむ位置は
わきの下でもOKです。
首のつっぱり感が
軽くなったら、
反対側も同様に
行いましょう。

おうち3

鎖骨を整える

鎖骨の周辺はリンパ節が集まる重要な場所。
（鎖骨下の）筋肉を捉えて下に引っ張ることで、
リンパ周辺のこりがほぐれていきます。
首の後ろのつっぱり感が軽くなり、頭の傾きが
深くなったらOKです。

step 1

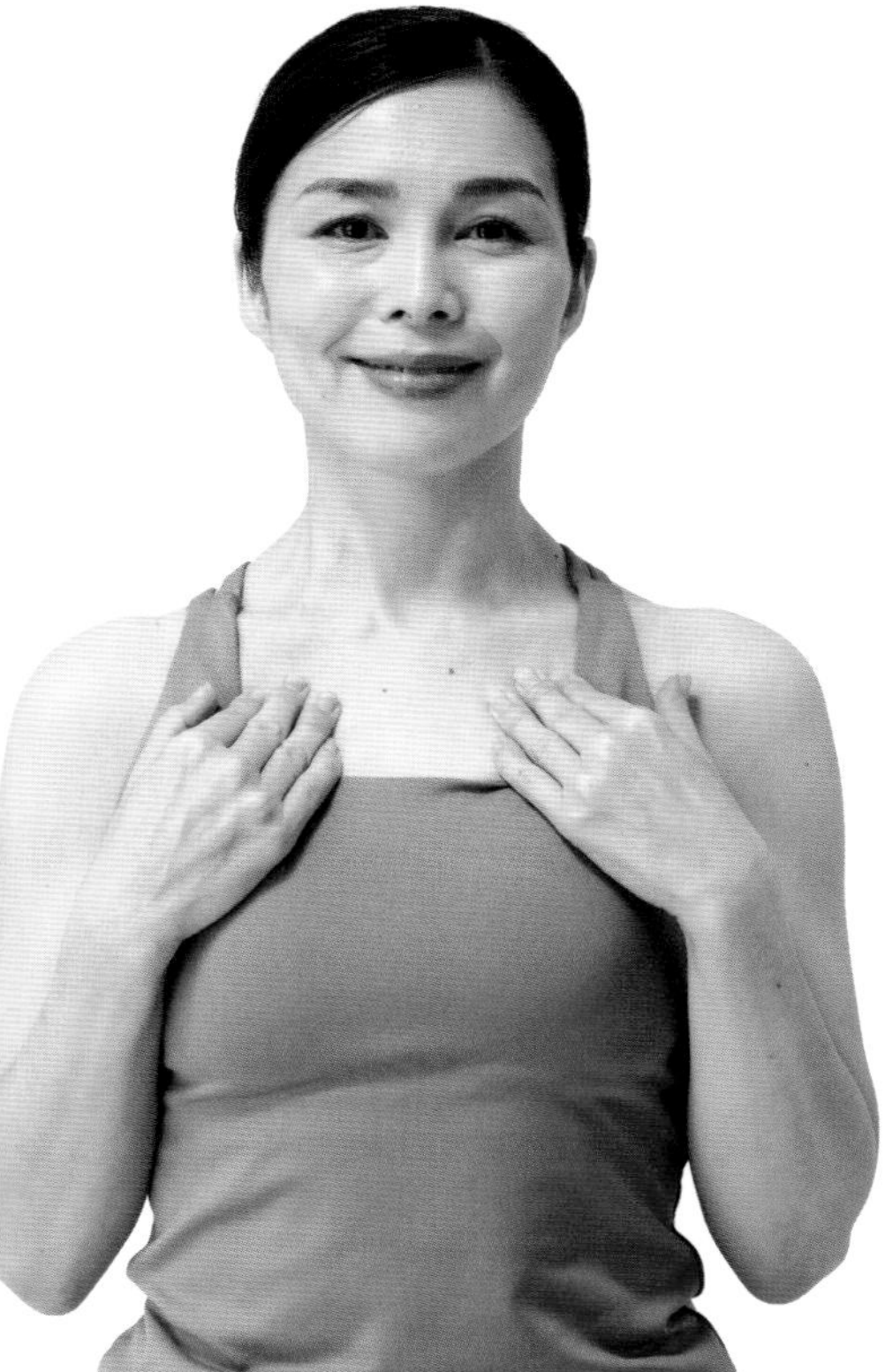

両手の指先で鎖骨下部の皮膚を押さえ、
グッと下へ引っ張ります。

POINT
指先は軽く力を入れて
折り曲げましょう。
筋肉を引っ張る運動が
やりやすくなります。

step
2

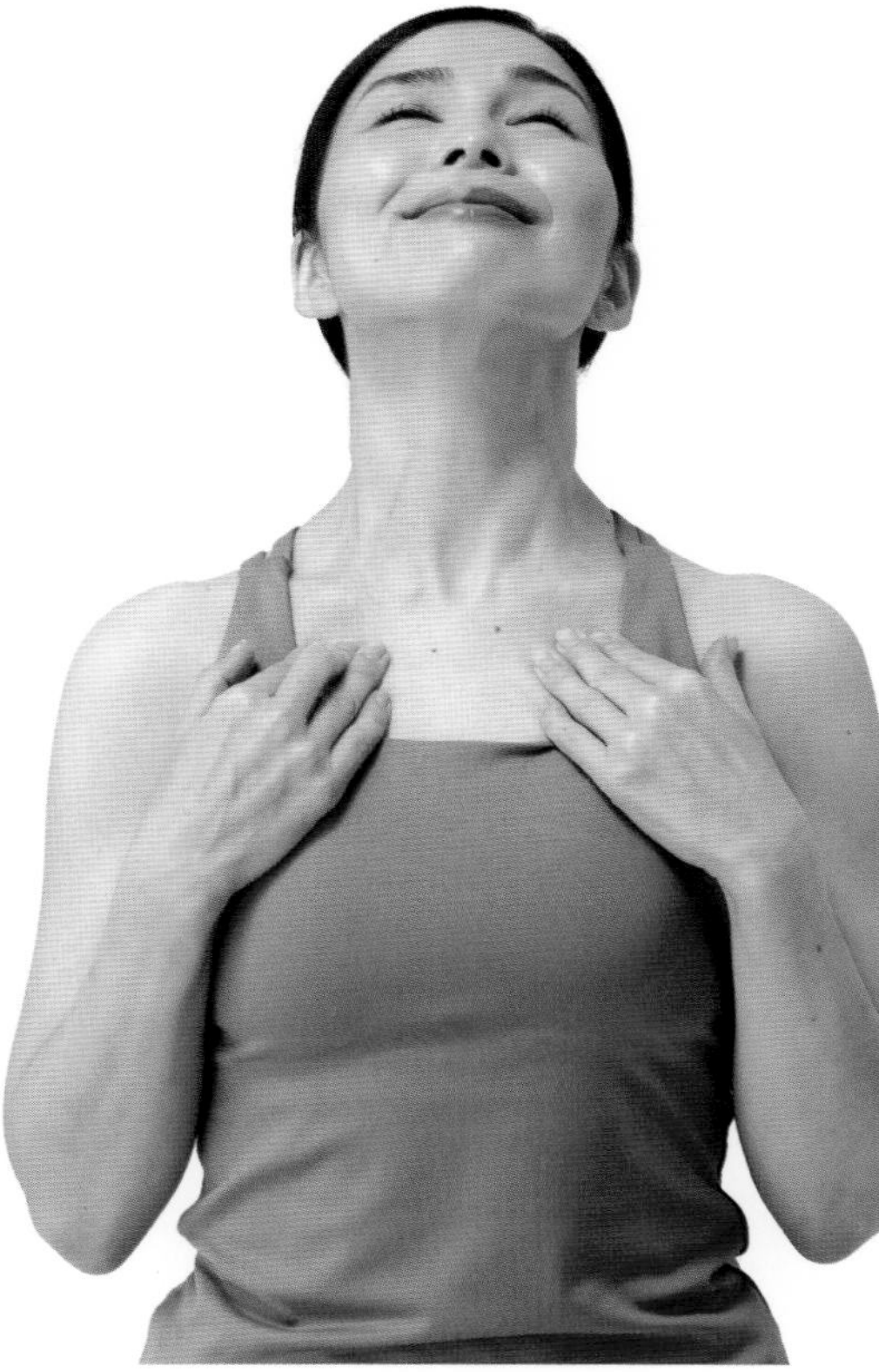

ゆっくりとあごを上げて、首を後方に傾けます。

こりレベル3

そと
1

腕の疲れをとる

手先は疲れが溜まりやすいにもかかわらず、
たくさんの刺激を受ける場所のため、
なかなかこりを実感しにくい部位でもあります。
そんな手先は肩や首につながるこりのスタート地点。
前腕をほぐすことで、腕全体のこりを改善し、
こりが伝播《でんぱ》していくのを防ぎましょう。

step
1

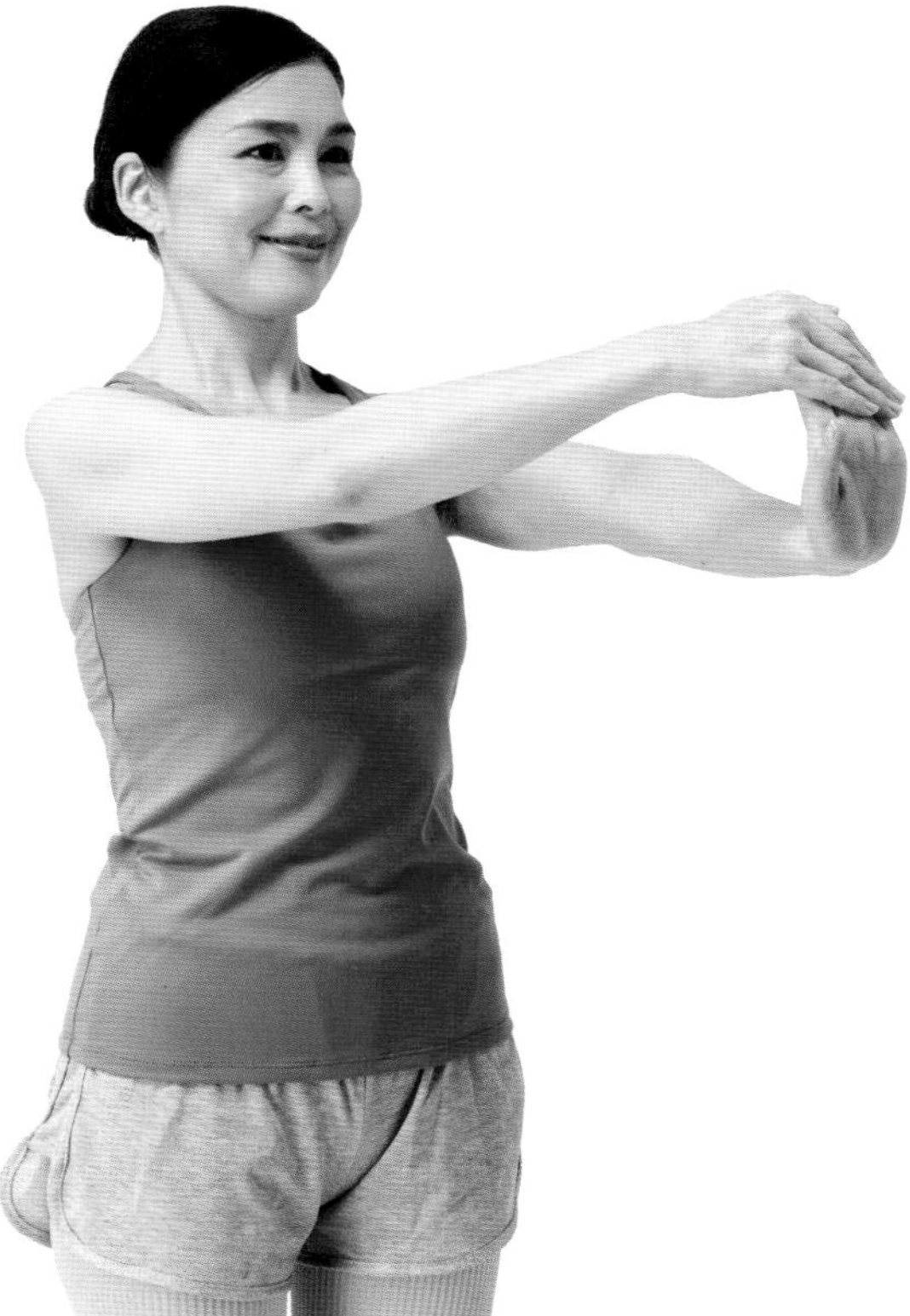

伸ばした腕の手のひらを反対側の手で
真っ直ぐ伸ばし、手首から反らします。

step
2

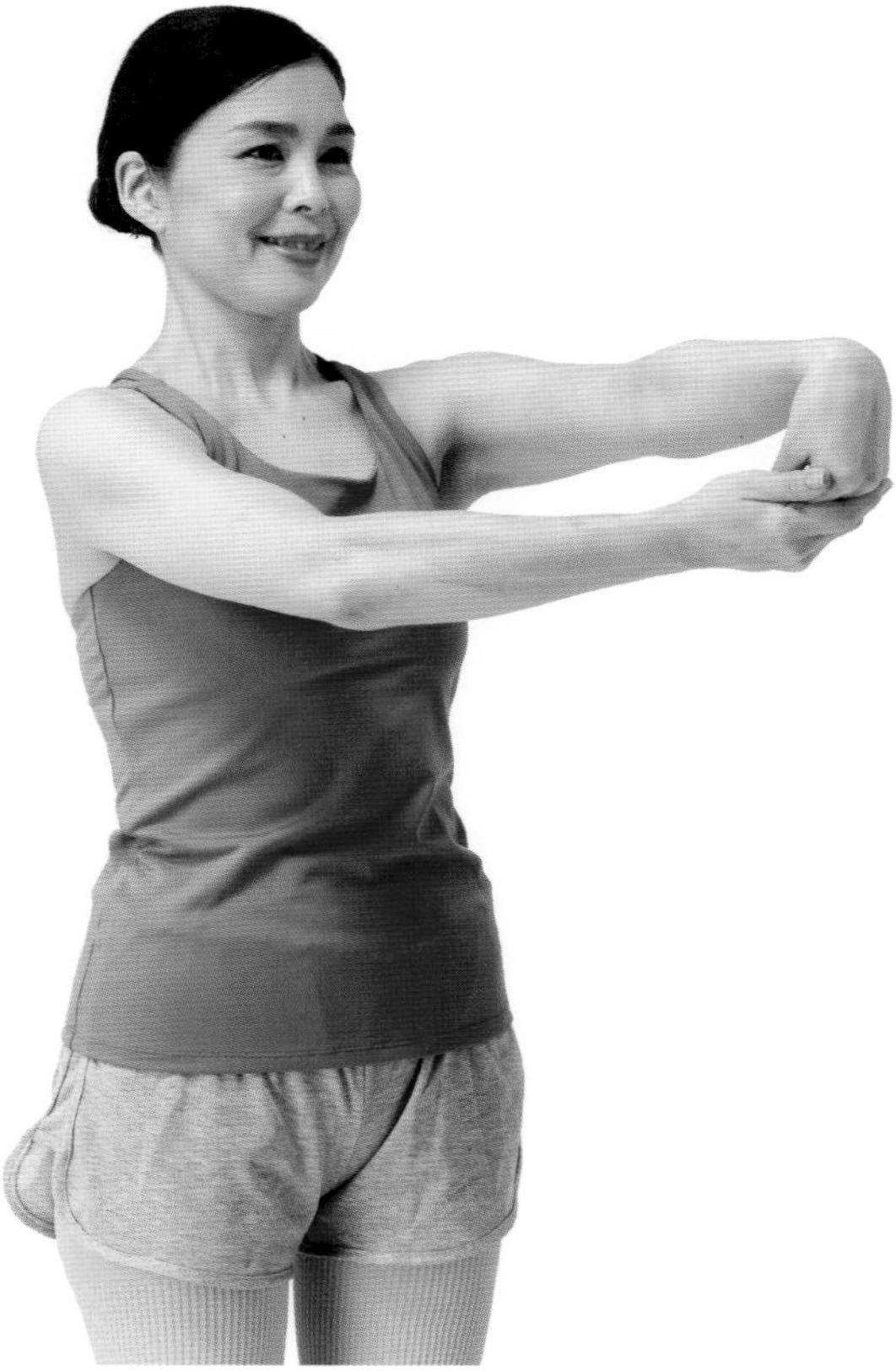

伸ばした腕の指先を反対側の手でつかみ、
手の甲を反らせるように曲げていきます。
反対側も同様に行います。

そと
2

手の疲れをとる

手指の間の筋肉は、
疲れが溜まっている人ほど硬くなっていくもの。
それを広げるようにストレッチすることで、
指先から肩までのラインが全てゆるむ
効果抜群の整体です。
特に肩やひじなどがこっている人は、
筋肉が柔らかくなっていくのが実感できると思います。

step
1

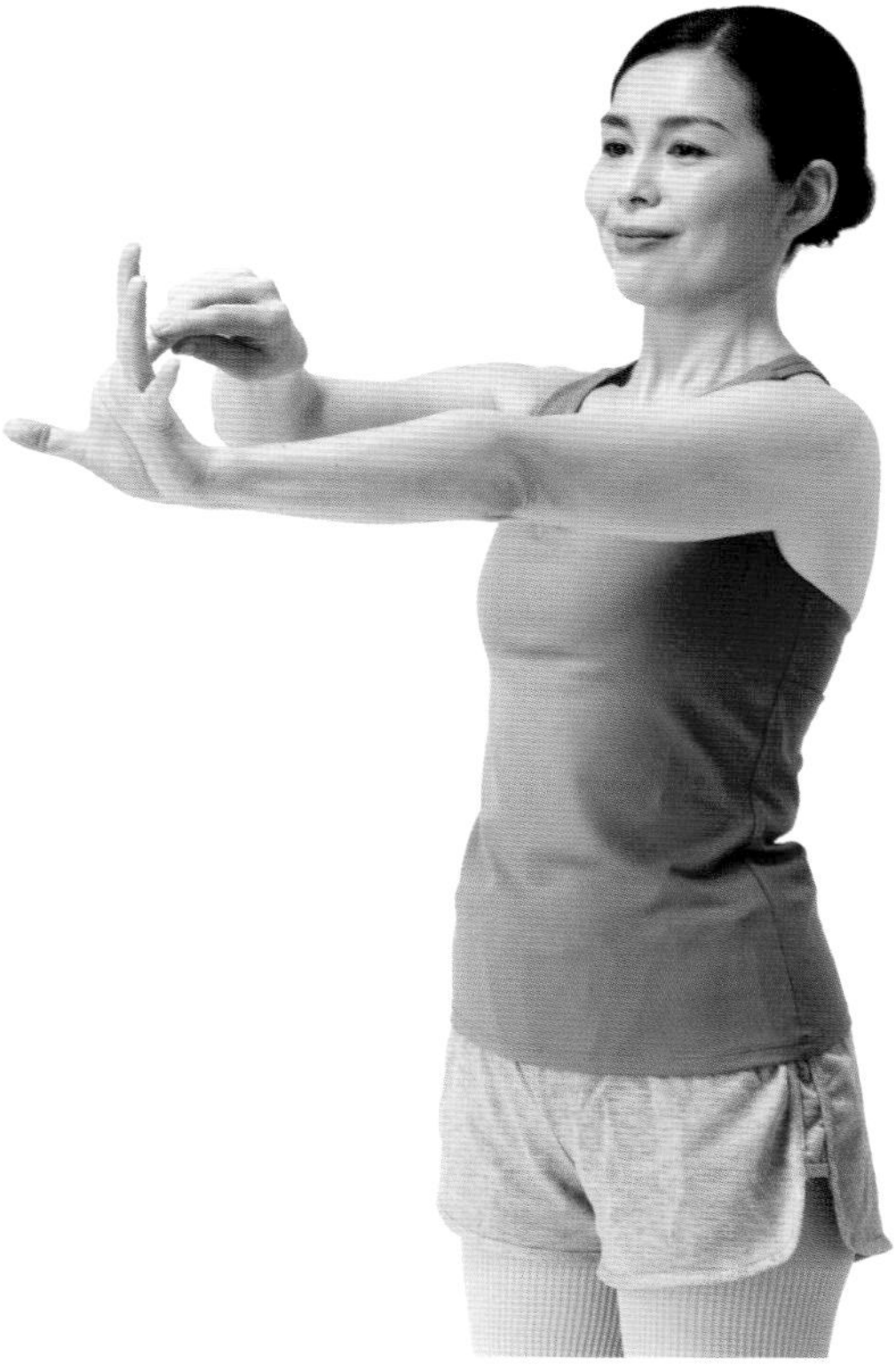

親指から小指までの指を1本ずつ
反対側の手でつかんで反らせます。

step
2

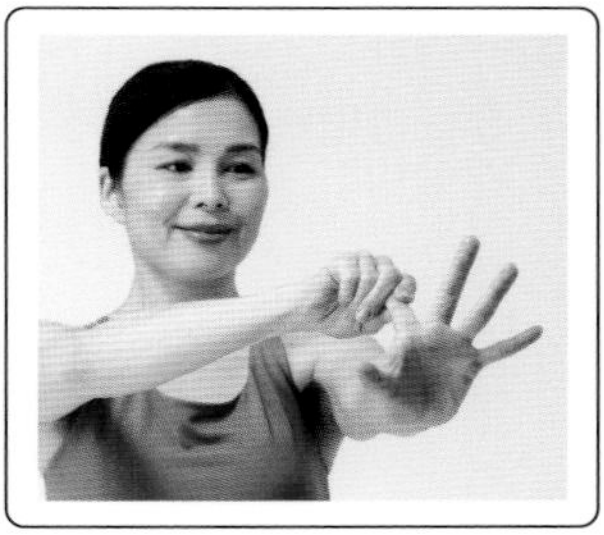

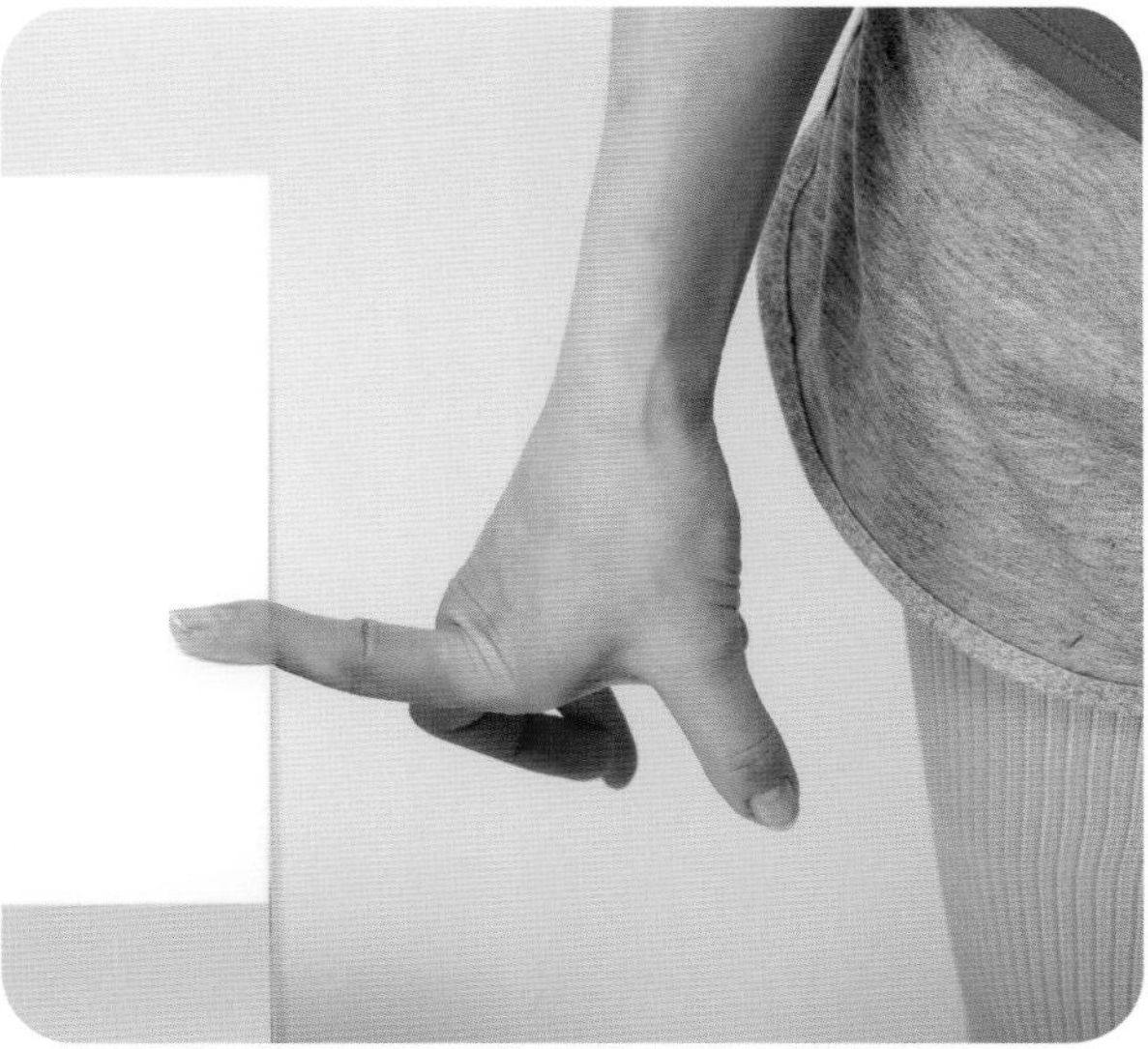

机や椅子などを使って反らせても効果があります。

こりレベル3

そと
3
姿勢を整える

いい姿勢をキープすることは、こりの予防の第一歩。からだの骨格は筋肉に引っ張られるとゆがんでしまいますが、筋肉をほぐすことで自然と元に戻っていきます。背中や肩甲骨の動きを感じられるよう、肩の力を抜いて行いましょう。背筋が伸び、胸が開いていく感覚が得られ、猫背や巻き肩の改善にもつながります。

step
1

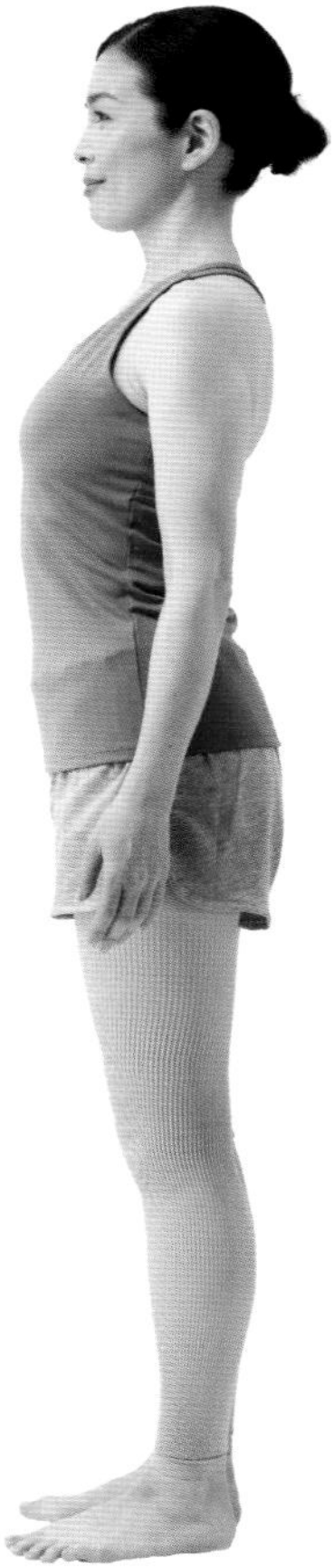

骨盤を真正面に向けて立ちます。

POINT

よい姿勢とは背筋がすっきりと伸びている状態。
壁に沿って立った時に腰が浮かない状態を
目指しましょう。
壁に沿って立った時、腰に手のひらが入る分には
OKですが、拳が入ってしまう時は要注意です。

step 2

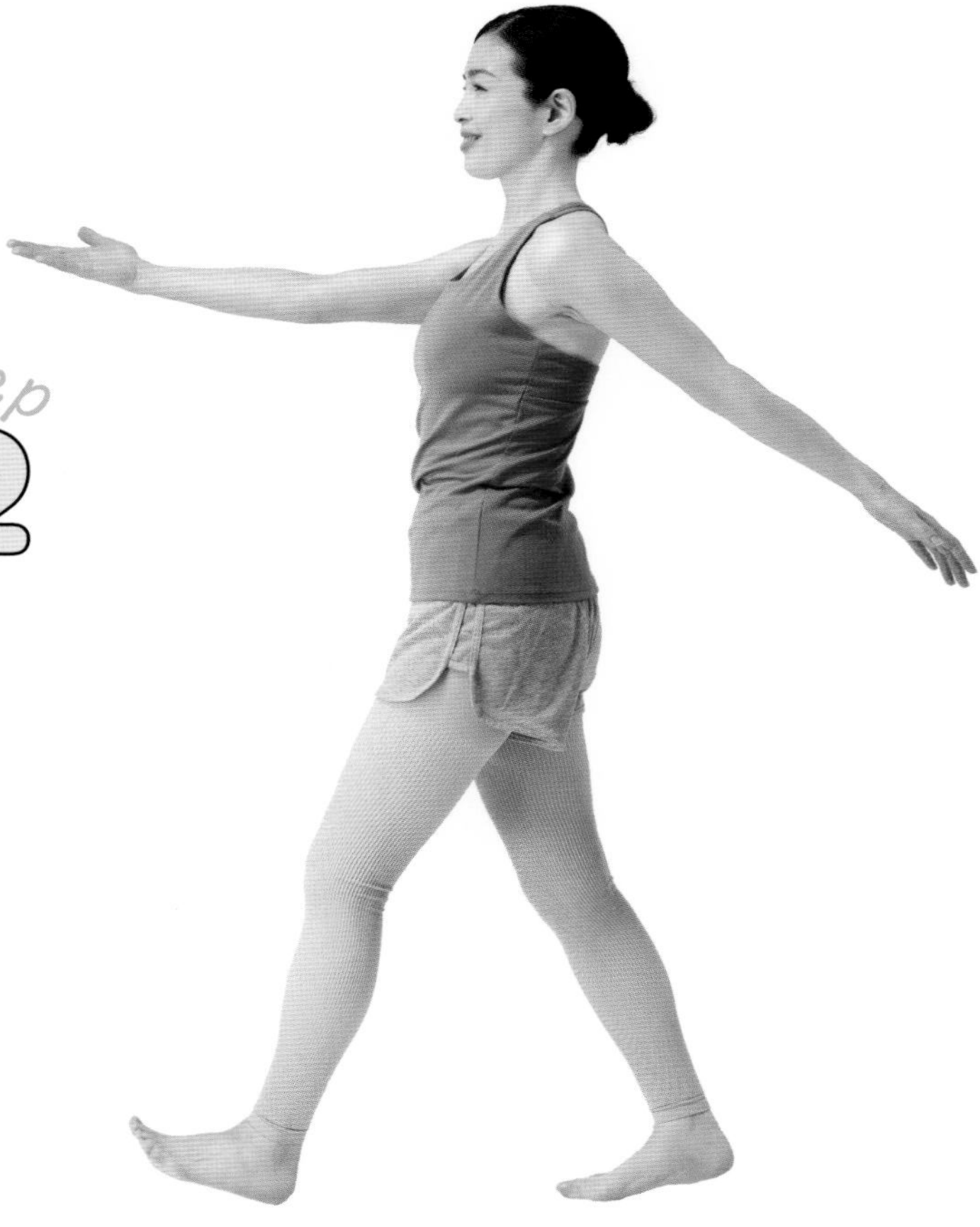

**手のひらを前方に向けます。
腕を後ろに振ることを意識して、歩きましょう。**

Chapter 3

ほぐれたからだをキープできる8つのルール

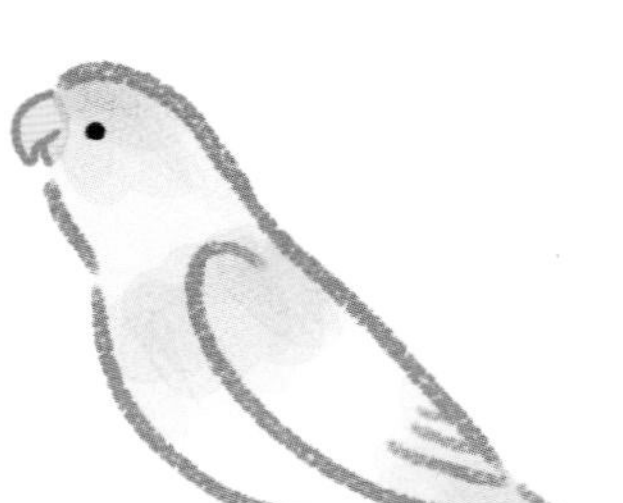

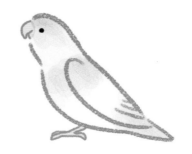

1

美しい姿勢を保つ

美しい姿勢を保つ6つのポイント

1 足裏全体に体重を乗せる
2 骨盤を立てる（肛門を下に向ける）
3 ヘソをお腹にしまうような意識で
4 胸を持ちあげるように背筋を伸ばす
5 肩はリラックス
6 頭頂部から引っ張られるように首を伸ばす

point 1

足裏全体に体重を乗せる

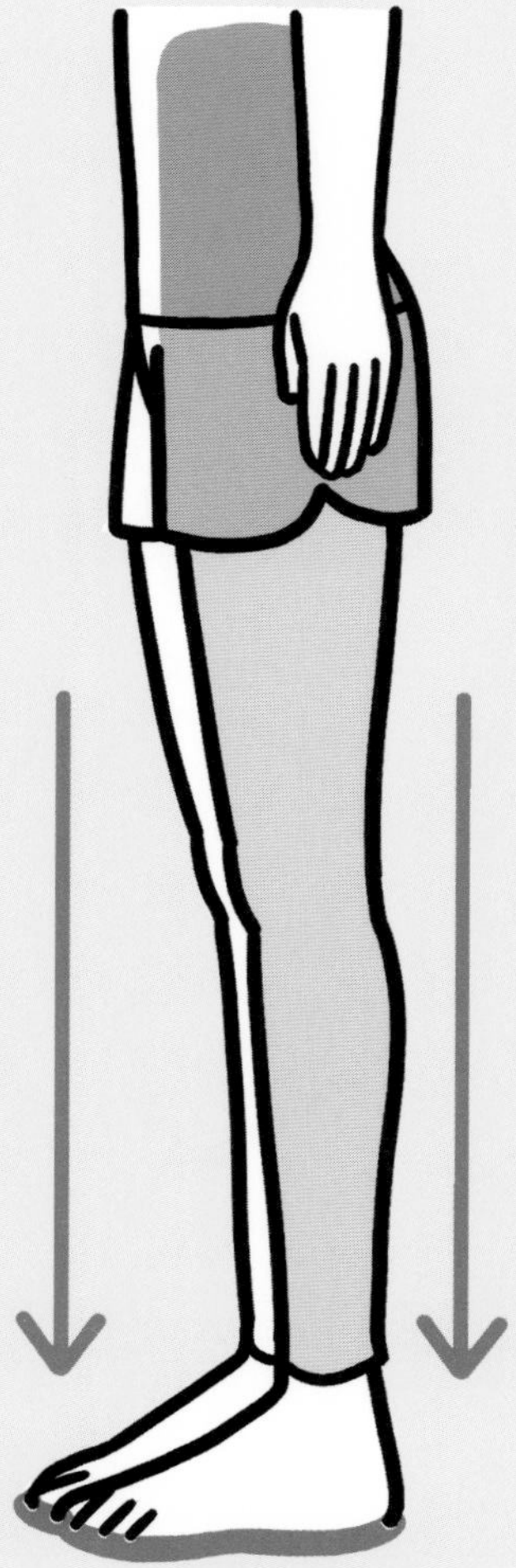
両足均等に
床をしっかり踏んで立つ
イメージでOK!

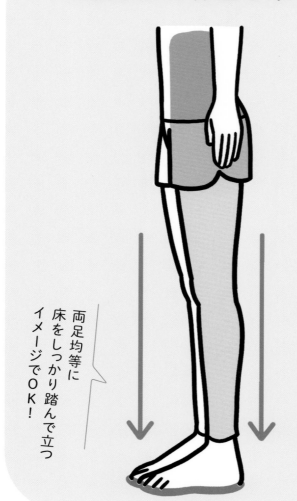

point 2

骨盤を立てる
（肛門を下に向ける）

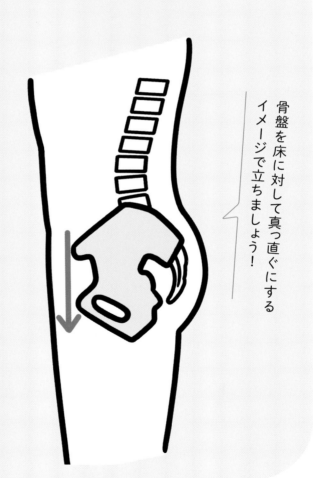

骨盤を床に対して真っ直ぐにする
イメージで立ちましょう！

point 3

ヘソをお腹にしまうような意識で

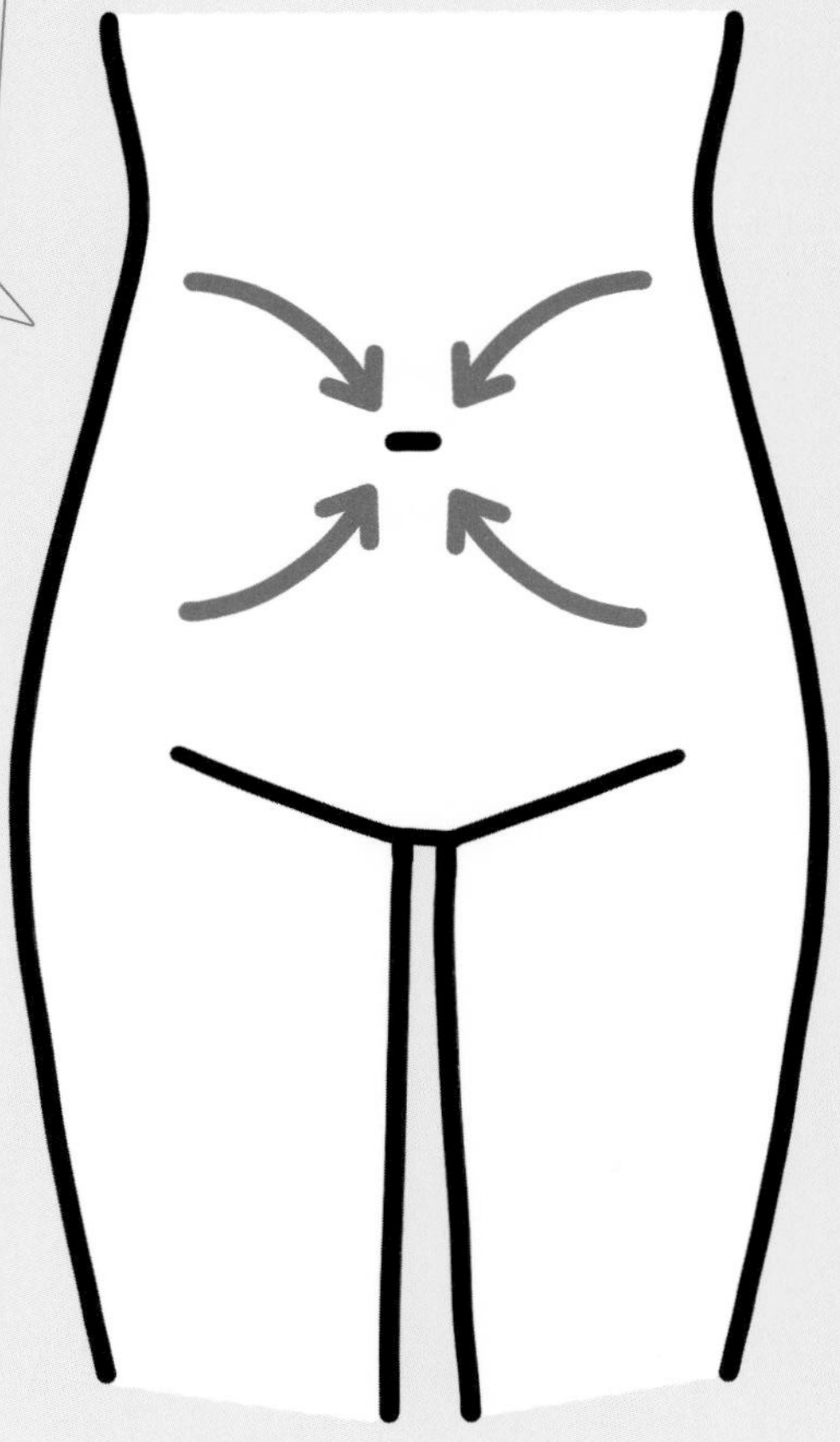
お腹に少し力を入れながらきゅっと凹ませるとGOOD!

point 4

胸を持ちあげるように背筋を伸ばす

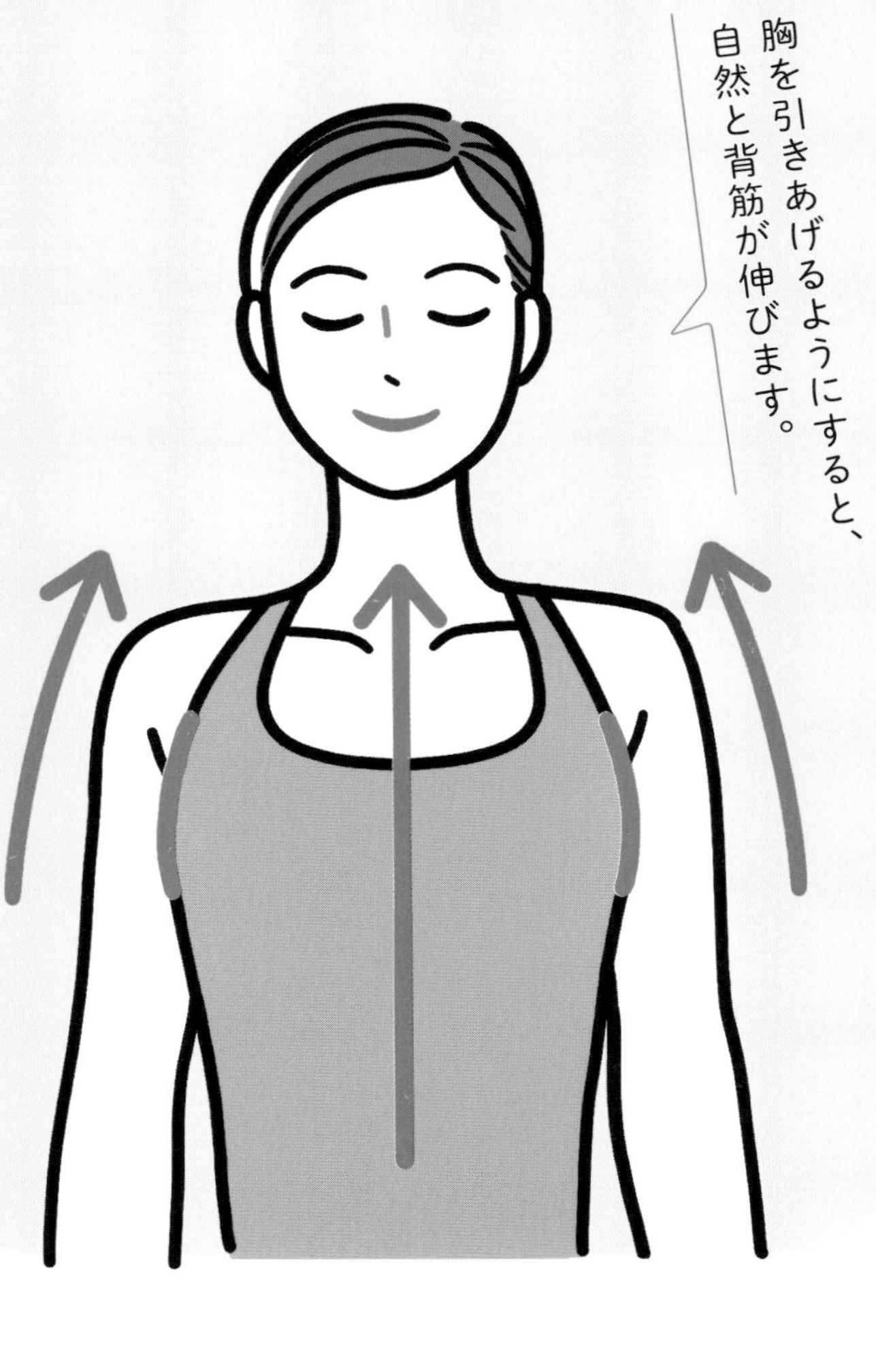
胸を引きあげるようにすると、
自然と背筋が伸びます。

point 5

肩はリラックス

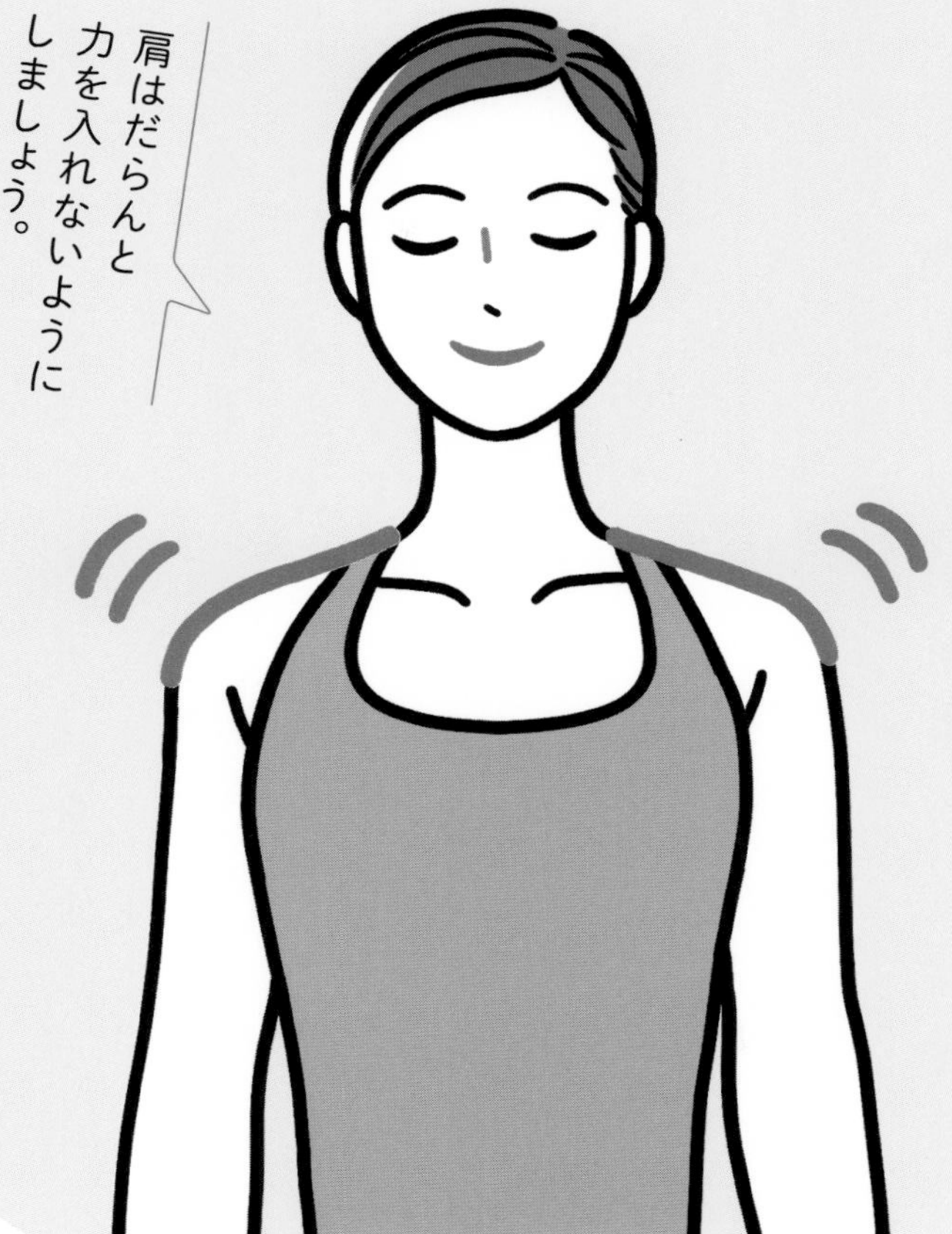
肩はだらんと
力を入れないように
しましょう。

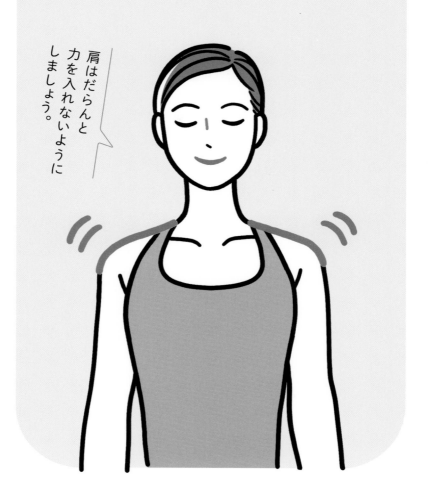

point 6

頭頂部から引っ張られるように首を伸ばす

ぴーんと糸で吊られている感じで立ちましょう。

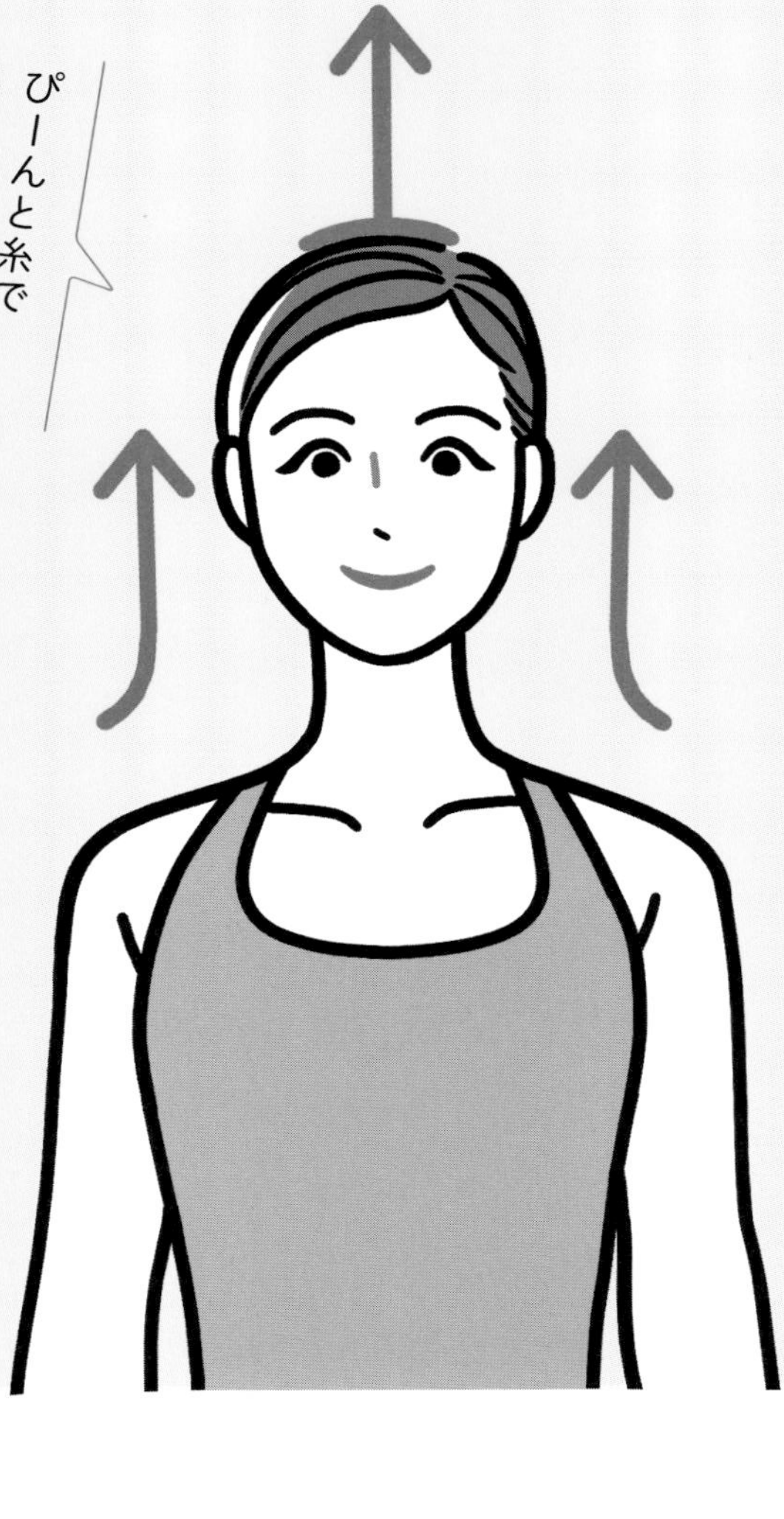

こりのほぐれた状態をキープするためには、いい姿勢を保つことが何よりも重要です。普段から筋肉や骨に負担がかからない姿勢を心がけることで体幹が強くなり、**代謝や免疫力アップも期待**できます。

いい姿勢は足元からつくっていきます。まず、足裏全体に体重を乗せ、肩の力を抜きましょう。骨盤は知らず知らずのうちに傾いている人が多いので、骨盤が床と垂直になるように立つのがポイントです。

上半身は頭頂部からピンと糸で吊られるようなイメージで、背中、首を真っ直ぐに伸ばします。その時に胸を引きあげるように意識すると、自然とリラックスした姿勢が保てます。

2 日常的に深呼吸を

日常生活の中で「呼吸」を意識することはあまりありません。すると段々と呼吸が浅くなってしまい、酸素がからだじゅうに行き渡らず、首や肩の筋肉がこり固まってしまいます。日常的に深呼吸をすることで横隔膜をほぐし、からだの中からリラックスした状態をつくっていきましょう。

深呼吸には胸を意識するものと、お腹を意識するもの、大きく2つの方法があります。

胸を意識する深呼吸は「**胸式呼吸**」と呼ばれるもので、主にピラティスなどで用いられるもの。**肋骨が横に広がるように吸い、狭めるように吐くことを意識**してください。肺や横隔膜といった内臓のストレッチが働き、自律神経の交感神経を優位にする効果があります。代謝が上がることで脂肪燃焼、からだが活性化することで頭がスッキリし、リフレッシュ効果が期待できます。

お腹を意識する深呼吸は「**腹式呼吸**」と呼ばれるもので、ヨガなどで用いられる方法です。**お腹を膨らませるように吸い、凹《へこ》ませるようにして吐く**ことで副交感神経を優位にして、リラクゼーションや安眠効果があります。

どちらを試していただいても構いませんが、上手に深呼吸を行うポイントはたった1つ。**長く、ゆっくりとからだの中からぜーんぶ吐き出すような意識で、吐いてみてください**。自然と深く息を吸い込むことができ、上手に深呼吸ができるようになります。

3 十分な水分補給をする

水分はたっぷりと、**1日2ℓ前後を目安に取ることが望ましい**です。厳密にいうと、1・5ℓ〜2ℓでも大丈夫です。体重1kgに対して40mℓ程度がベストですので、現在50kgの人は2ℓになります。

ライフスタイルの中でしっかり水分が取れていない人は多いですが、**水分が不足すると基礎代謝が悪くなり、こりやむくみ、冷え性を引き起こします**。コーヒーや紅茶といったカフェイン入りの飲料やお酒は利尿作用があるので、補水したい時には適していません。ノンカフェインの胃に優しい飲料で水分を取りましょう。

おすすめなのは**胃に負担がかからない白湯《さゆ》**です。

私は朝起きたら歯磨きをしたあと、必ず白湯を飲むようにしています。体温も免疫も上がるのでおすすめです。水分量はなるべく均等に取ることが望ましいですが、無理をする必要はありません。起床後、朝昼晩、お風呂の前後などあらかじめリズムを決めておくとよいでしょう。

水分をしっかりとることで、
新陳代謝もよくなり、
不要な老廃物も排出します。

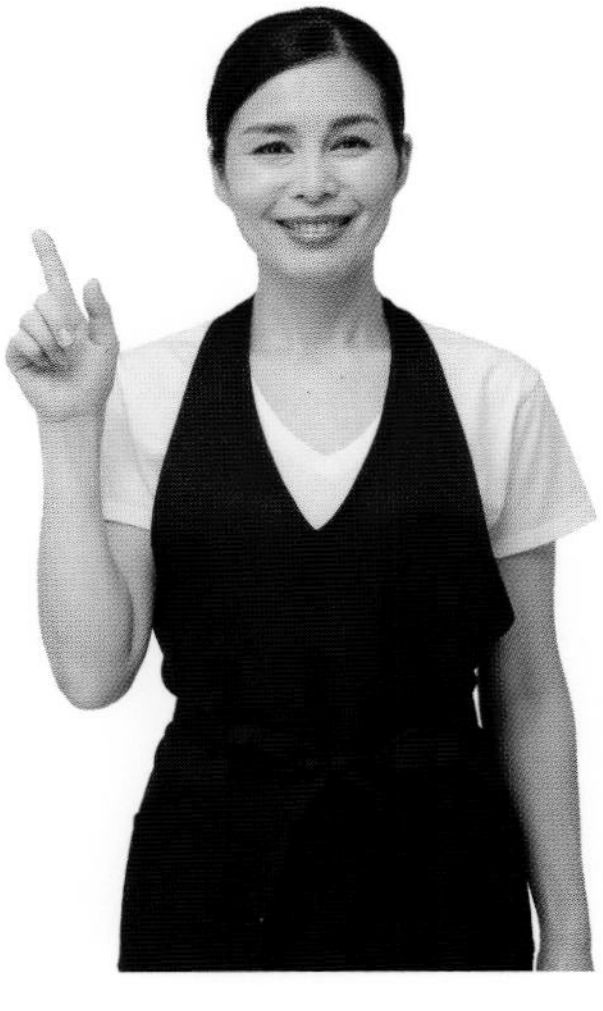

4 胃に優しい食生活を

胃腸の負担は肩のこりにつながります。胃に優しい食生活を心がけることで、血流がよくなりこりにくいからだをキープすることができます。

胃に負担をかけないために、意識するべきは「消化」です。消化をよくするためには、よく噛《か》んで食べること。ながら食べをしないこと。冷たいものばかりを取らないこと。そして、消化活動が落ち着いた状態で眠るために、17時から19時の間に夕飯を取るようにしましょう。ここまで厳密に時間を守れないという人は、19時までに夕飯を取ったり、寝る3時間前までに食事をする、などルールをゆるめてもOKです。食べるものは、穀物と野菜を中心にするとなおよしです。

油物の食べ過ぎはよくないのですが、全く油分を取らないのも問題です。**油分が極端に不足していると肌の乾燥や髪がパサつく原因になるなどデメリットもあります**。油の量よりも、気にするべきは質です。例えば、使い回しの油、マーガリンやショートニングは避け、サラダ油、キャノーラ油ではなく、純度の高いオリーブオイルにするなどを心がけましょう。

ちなみに私は、温野菜にエゴマ油をワンスプーン回しかけ、お塩をぱらっと振って食べていますよ。気軽に美味《おい》しく油も取れておすすめです。

5 寝相は悪くてもよし

健康に過ごすために「いい睡眠」が大切だということは多くの人が知っていることだと思います。

いい睡眠はもちろん大切なのですが、整体の観点から気をつけるべきは「寝返り」です。**実は、寝る時の姿勢は自由でいいんです**。睡眠中に適度に寝返りを打つことでからだがほぐれ、良質な睡眠につながります。

例えば、ずっと横向きで寝ていると知らず知らずのうちに肩に負担がかかったり、うつぶせの姿勢で寝ているとむくみが生じたりすることもあります。寝相を気にせずに自由な姿勢で眠ることで、からだが自然とほぐれていきます。だから、**両手を広げて寝てもいいし、足を曲げていてもいいのです。何よりリラックスできていたら問題ありません。**

寝る前に手足を動かしてみたり、気持ちいいと感じる姿勢をとってから入眠してみましょう。自然とからだが寝返りを打ち、スッキリと目覚めることができます。

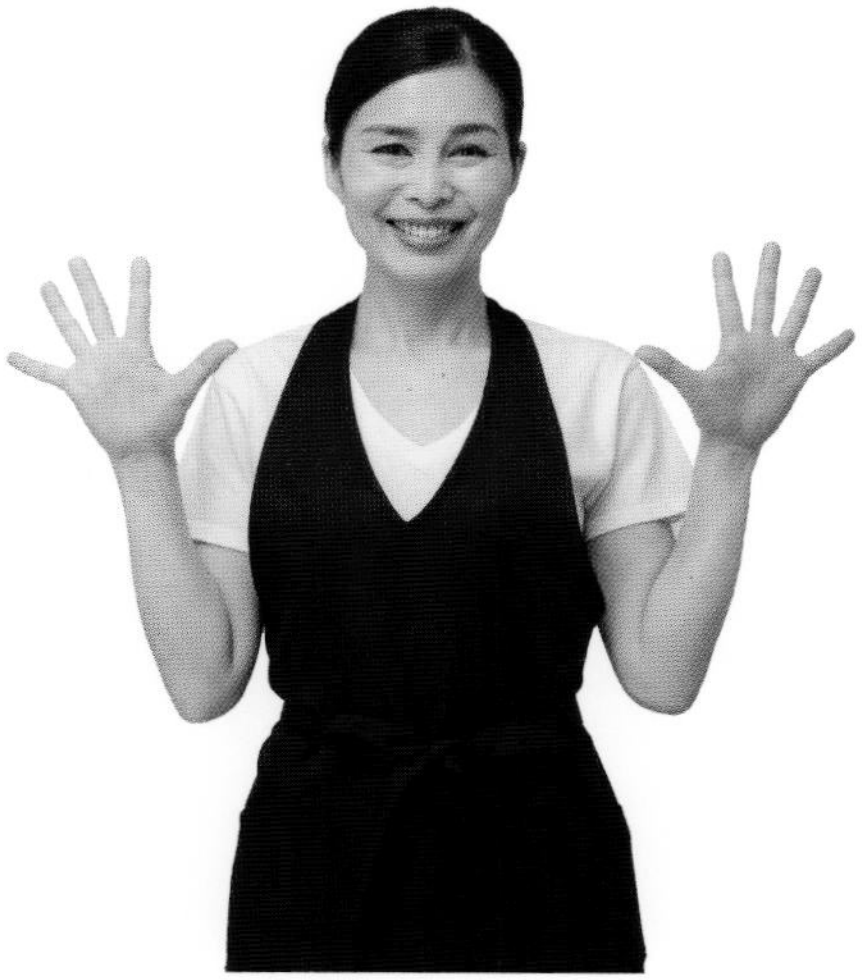
お布団から足がはみ出していたってOKです！
好きに寝てみましょう！

6 頭をクリアな状態に

からだだけでなく、頭にも休息は必要です。

人間の思考は1日に数万に及ぶともいわれています。常にノンストップで働き続けてしまうものなので、他のことに集中するなど強制的にオフにしなければなりません。

頭が常に働き続けていると、どうしてもストレスが溜まってしまいます。**ストレスはからだのこわばりにもつながってしまうので、こり同様に溜めないのが一番。**そのために、自分だけの気分転換法を見つけて、時々実践するようにしましょう。習慣化することが望ましいですが、「何日おきにやる」などきっちり決める必要はありません。たま～に意識してそういう時間をつくればOKです。

カフェで本を読む、映画を観る、料理する、運動する、サウナに入る、友達と会っておしゃべりするなど、なんでもOK。大切なのは頭のモードが切り替わっていると実感できること。**夢中になれる時間が頭をリフレッシュさせてくれる**のです。

例えば私は、1日の終わりにストレッチポールをやることにしています。ストレッチポールに毎晩乗っていると、からだがだらんとして頭も空っぽに。心身ともにリフレッシュする大事な習慣となっています。

7 簡単なストレッチが吉

Chapter 2でご紹介したソロ整体に加え、もうちょっとからだを動かしたい人に向けて、簡単なストレッチのやり方をご紹介します。**シンプルで効果バツグンな運動をすることで日常生活で楽にからだが動かせるようになります**よ。

● **ドローイン（腹筋）**

メインの効果は、姿勢がよくなる、ぽっこりお腹が解消される、腰痛予防です。**お腹は筋肉がつきにくく落ちやすい部位**。腹式呼吸をするように、深く息を吸い込み、お腹の筋肉が硬くなっていくのを感じながらゆっくり息を吐き切りましょう。**インナーマッスルが強化されることで首、肩の緊張を改善**します。ドローインを行う時は立っていても寝そべっていてもOK。寝ている場合は腰のすき間を床にくっつける意識で行うと効果的です。

●もも上げ

メインの効果は、血行促進、筋力・体力アップ、シェイプアップです。美しい姿勢（P64参照）をキープしたまま、膝、足の付け根を90度に曲げ、その場で足踏みをしましょう。非常にシンプルな動作ですが、**もも上げは血行促進に抜群の効果がある有酸素運動で下半身&体幹トレーニング**です。こりは血の巡りを悪くするので、血行を促進することで、こりがほぐれていきます。

step 1

ドローイン（腹筋）

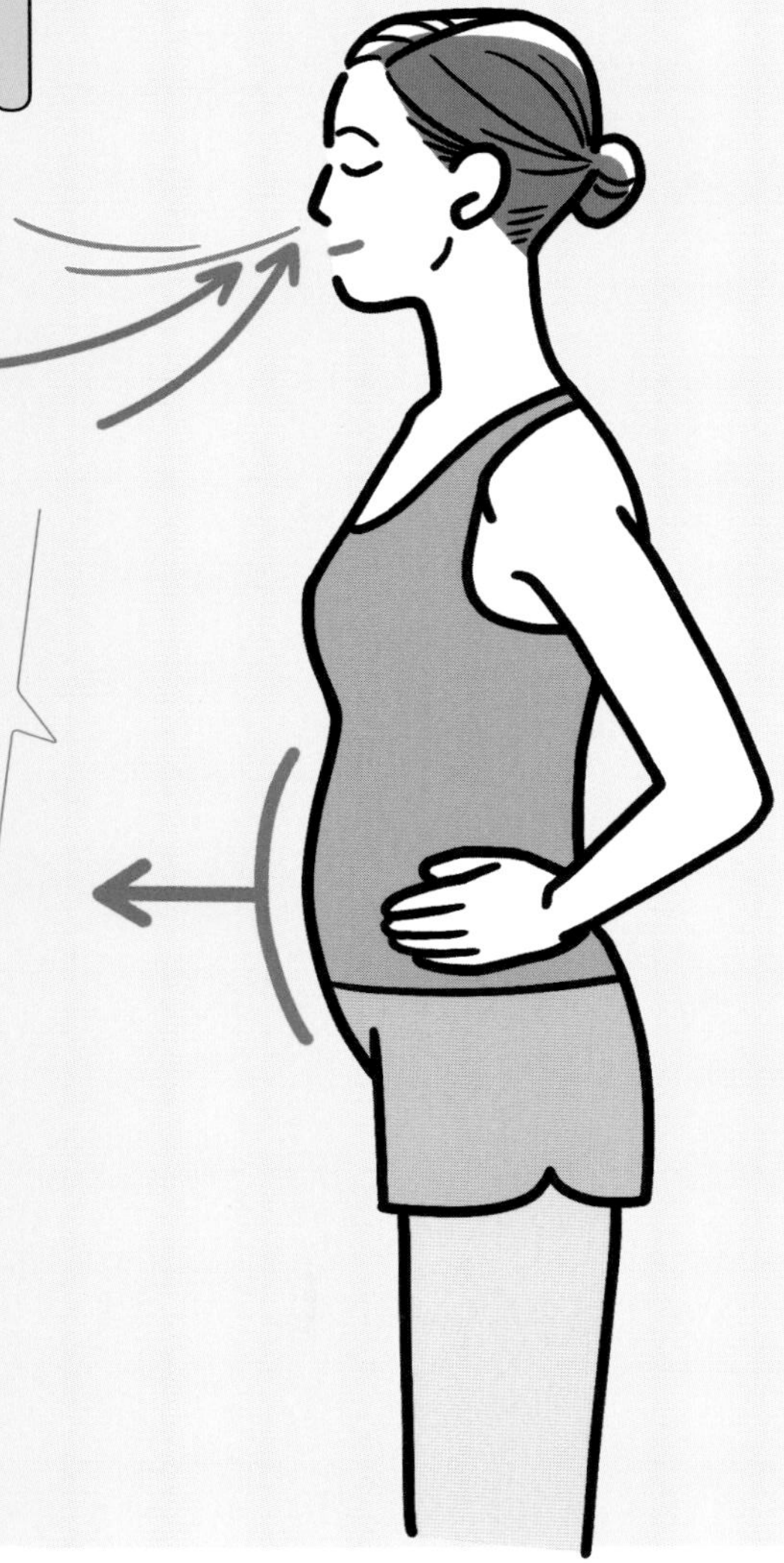

鼻から吸い込み、
お腹を膨らませます。

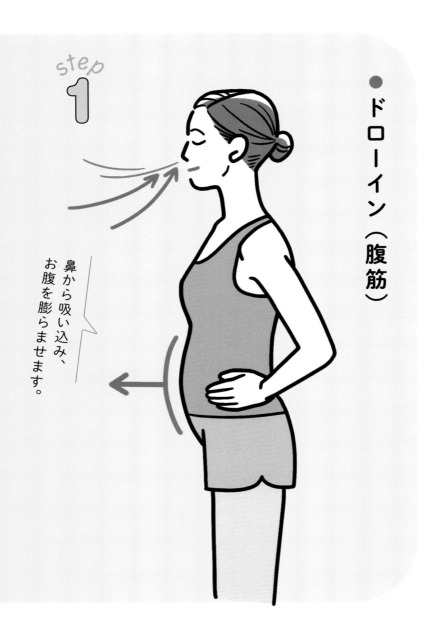

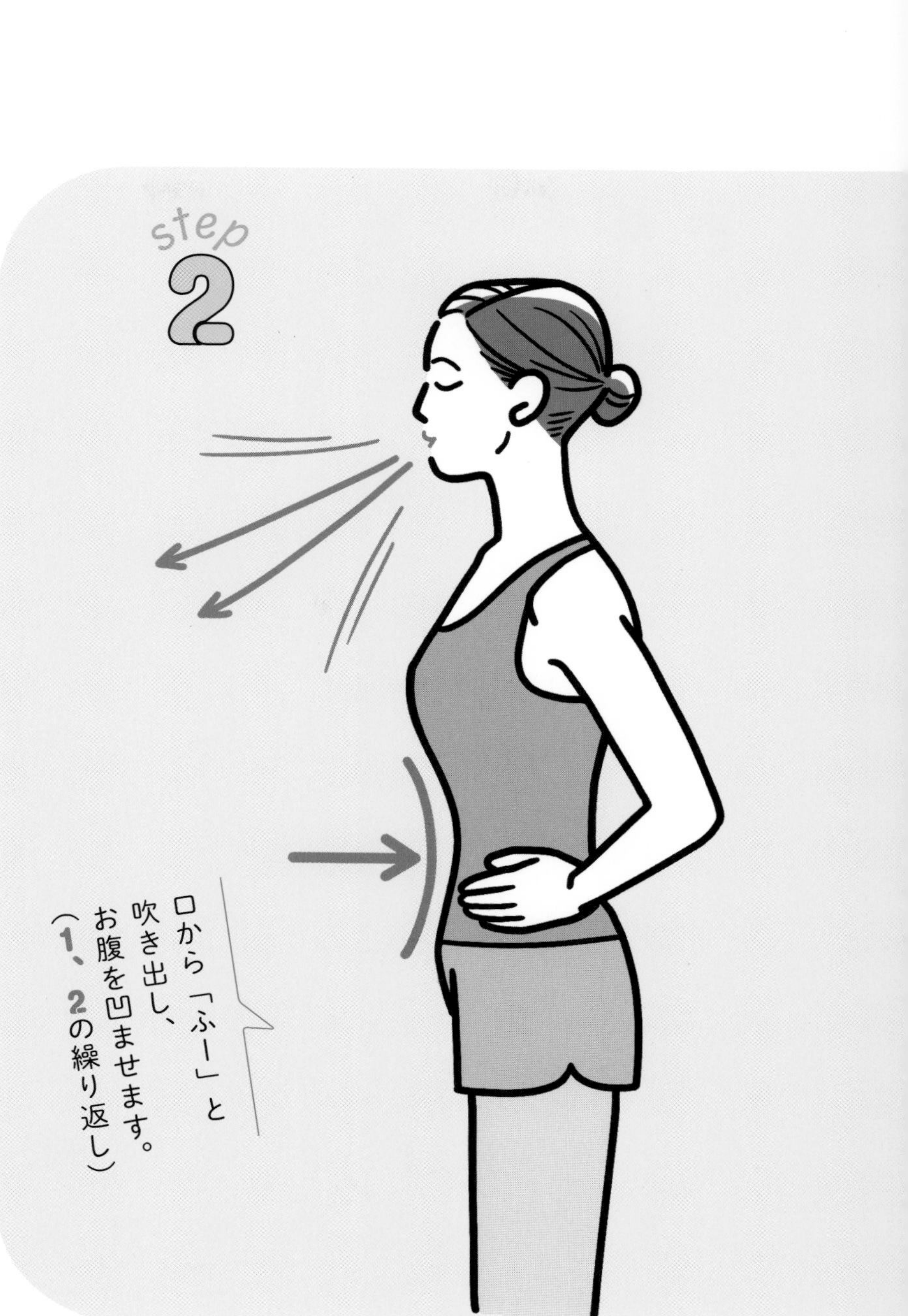
step
2
口から「ふー」と
吹き出し、
お腹を凹ませます。
（1、2の繰り返し）

もも上げ

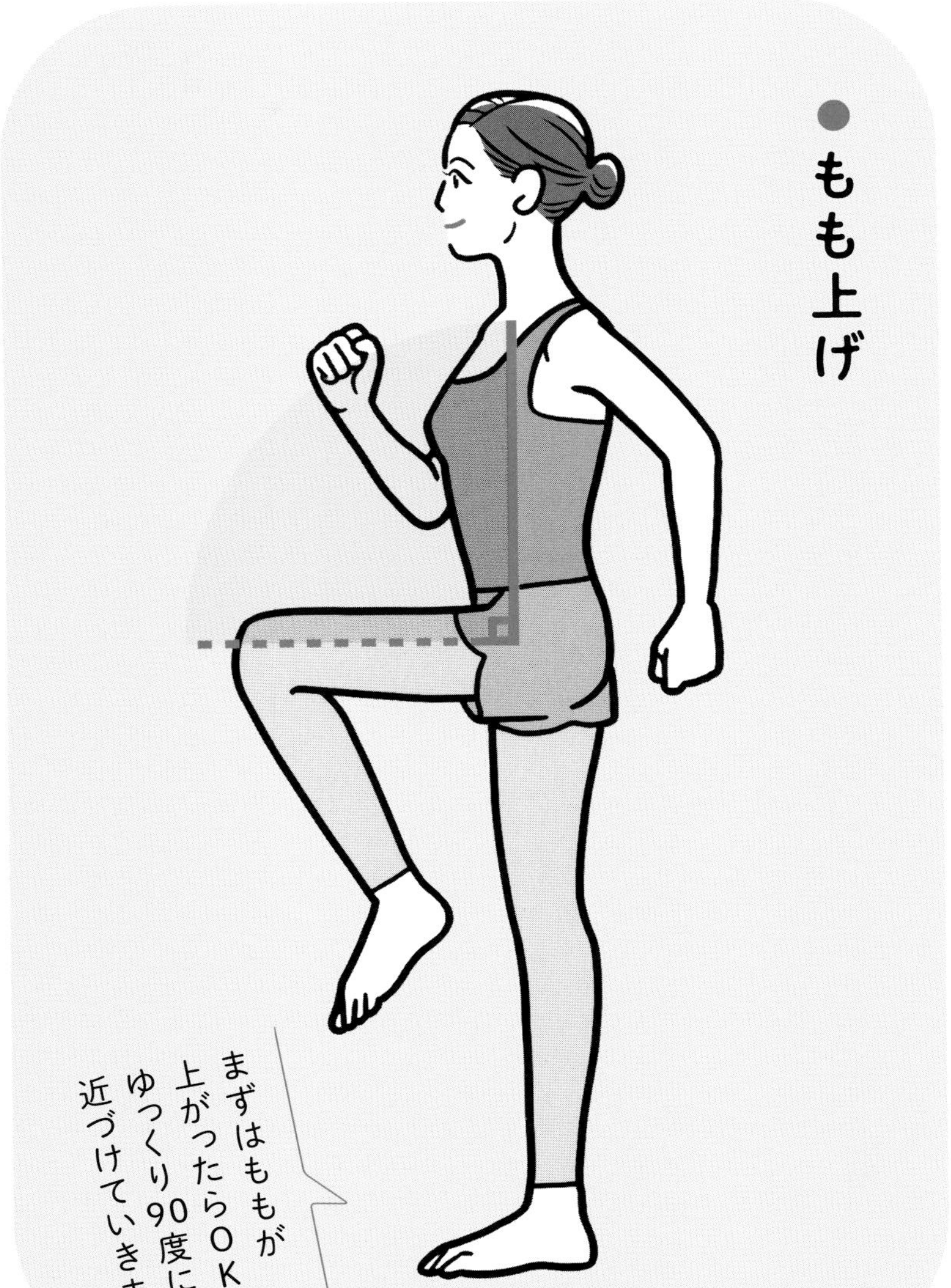

まずはももが上がったらOK！ゆっくり90度に近づけていきましょう。

8 疲れのサインを知る

疲れとは知らず知らずのうちに蓄積していくもの。特に**パソコンで仕事をしたりスマホに長時間触れている方は、要注意**です。疲れを溜め込む前に、からだから発せられるサインを察知できるようにしましょう。

●パソコン作業中

パソコン作業のために長時間椅子に座っていると、**上半身の重みが座面にかかりお尻がこります。**

一番わかりやすいのは姿勢が崩れてきた時。**無意識に足を組み始めたり、背もたれに寄りかかったり、腰をずらしたくなった時が休憩のサイン**です。一度席を立って他のことをしたり、軽くストレッチをしてからだを動かしてリフレッシュしましょう。

●スマホ使用時

スマホを使っている時の疲れは目や首に出ます。画面と顔の距離が近くなる、まばたきが多くなる、目が痛くなる、首を動かしたくなる。こういった自覚症状があると要注意。**肩のあたりの筋肉が固まるような感じを受けたら、休憩のサイン**です。

その他にも、重い荷物を持ったり、家事労働で中腰になったりする人も気をつけて意識的に休息を。あと、車を長時間にわたって運転する方、育児をされている方なども疲れが溜まりやすくなっているので、**休める時はこまめに休息**

をとるようにしてくださいね。

これまであげたサインを見逃さず、いったん休憩を取るように心がけましょう。

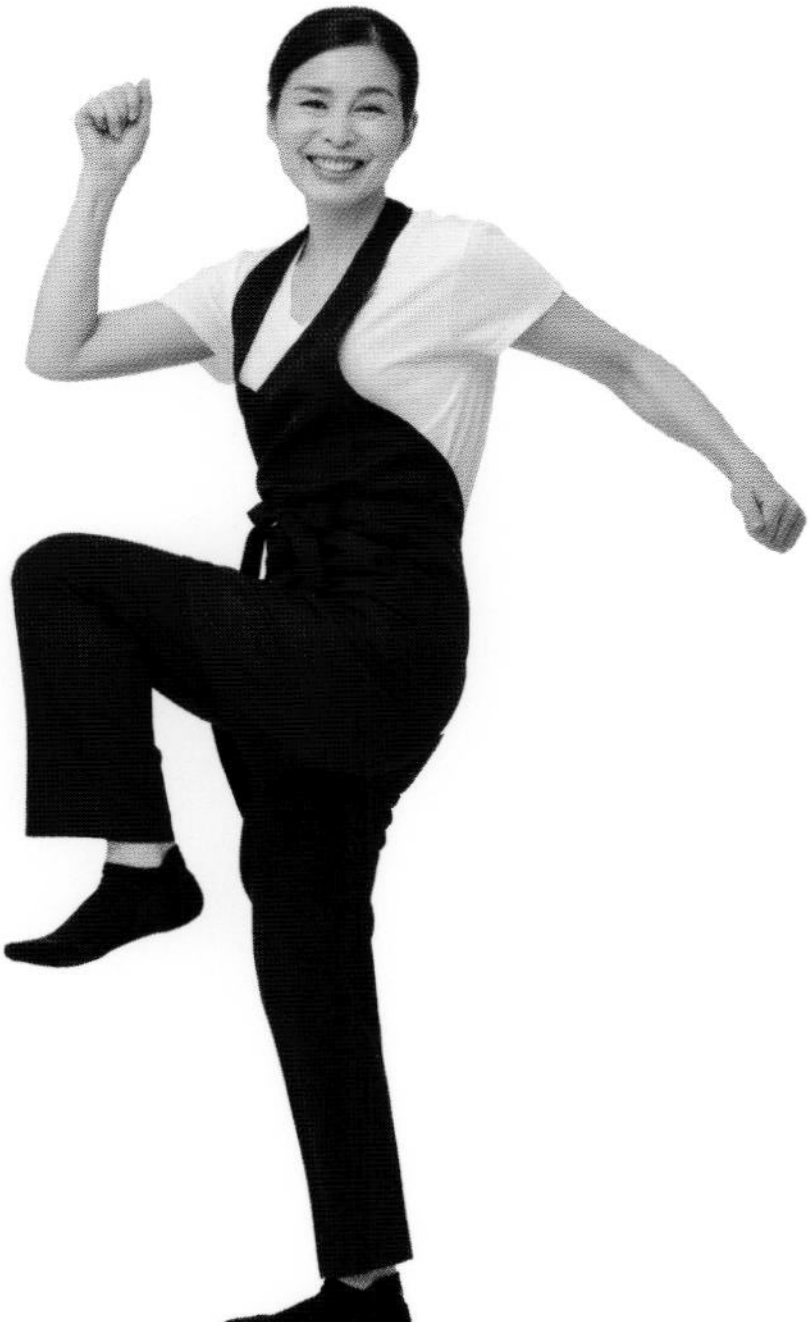

おわりに

「頑張らなくていいんだよ～！」

この言葉が、この本の中で一番伝えたかったことです。ソロ整体は頑張ってやることではなく、くせみたいに当たり前の日課になることがモットーです。実際に体験してみていかがでしたか？

からだのケアはお金をかけなきゃいけないことでも、時間をたくさん使わなきゃいけないことでもないんです。ほんのちょっとでもいい。積み重

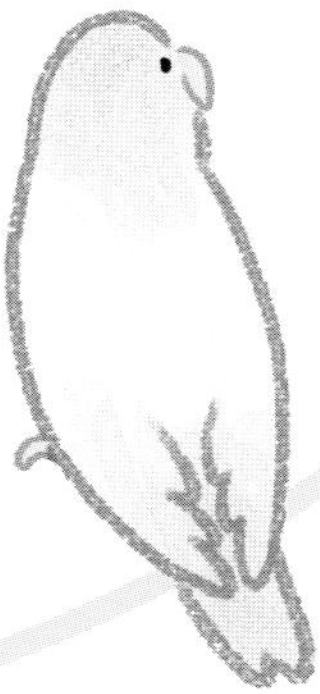

ねていくことで、少しずつ、だけど必ずいい方向に変わっていきます。

健康は大事だと誰もがわかっていますが、いつでも後回しです。自分は元気なんだから、今すぐやらなくてもいいや、いつかやろう、と考えている人が大半でしょう。

それに、仕事とか、家事とか、子どものお世話とか、今すぐやらなきゃいけないことだけでも毎日忙しいですもんね。そんな「さておき」にしてきた自分の健康に「今度こそ取りくもう」と思った気持ちを、まずは褒めてあげてください。

仕事柄、私もたくさんの整体の本を買うんです。だけど、買っただけで満足してほったらかしにしてしまうこともあります。この本を手に取ったあなたも、きっとそんな経験があるんじゃないでしょうか。でも、それでいいじゃないか！　とも思うんです。

今すぐ始めなくても、この本をお家のどこか目に留まるところに置いておいてください。目に留まることで意識が変わりますし、やってみようかなとあなたの背中を押してくれるかもしれません。やる気スイッチがオンになった時に本を開いてみてください。その時がグッドタイミングです。

この本をつくるにあたり、取材、執筆、撮影など、多くの人にご協力いただきました。

毎日のように自分で撮影を行い、SNSを更新していますが、実はカメラは苦手なんです。

だけど、このレンズの先に読者の方々がいる。そう思うと自然に笑顔になれました。この本は私にとって読者のみなさまとの新しい出会いの玄関口であり、お守りです。あなたにとっても、そんな本になれることを願っています。

最後までお読みいただき、ありがとうございました。あなたの人生のおともに「ソロ整体」があると、嬉しいです。

2023年4月

あらいみか

あらいみか

整体師、リフレクソロジスト、スポーツインストラクター、心理カウンセラー。リラクゼーションサロンTherapy Room Joy & Loveを経営。SNS「みかサロン」を運営。大手スポーツクラブにて年間100本のレッスンを指導。2020年6月にTikTokを開設し、おうち時間を支援するために毎日配信した動画が大ヒット。たった5ヶ月で「整体」「エクササイズ」の2部門で注目度ランキング1位を達成。20代の頃から、心・体・精神などを含めて全体的な健康を目指すホリスティック医学の観点に立ち、心理療法、自然療法、手技療法、運動療法、栄養療法など各種代替療法を実践。

公式ホームページ

joy-love.net/

公式 TikTok

tiktok.com/@mika_salon

公式 Instagram

instagram.com/araimika_joylove

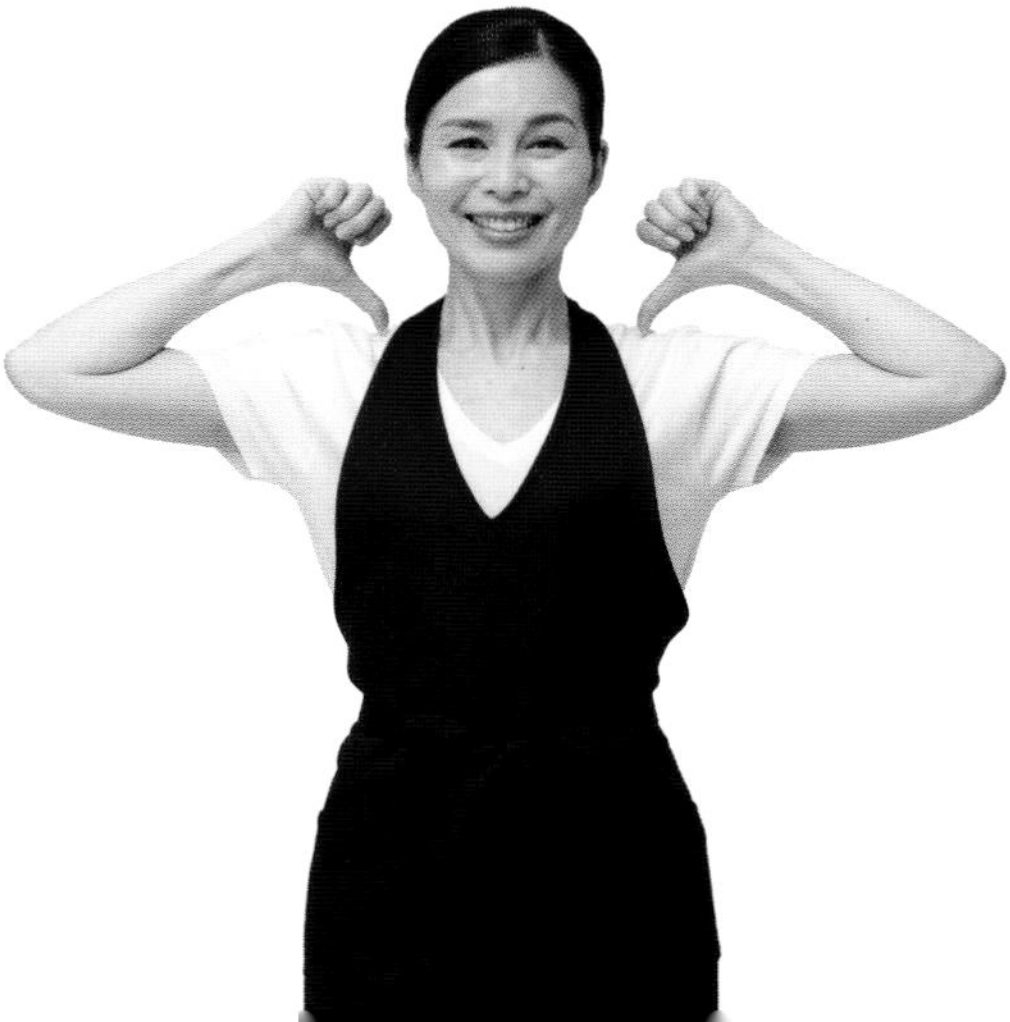

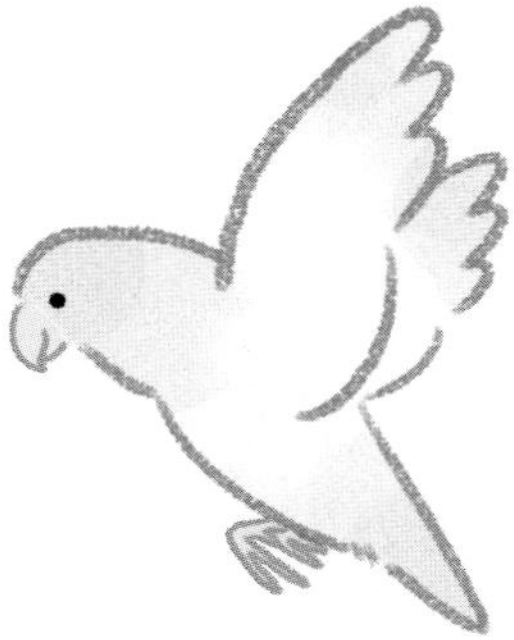

まるちゃん

マメルリハの女の子。
ハワイ語で「平和」を意味する。
好きなものは「ひまわりの種」と
「お母さんのマッサージ」。

構成	高橋直貴
デザイン	三瓶可南子
イラスト	さかぐちまや
写真	松山勇樹
ヘアメイク	西尾潤子
組版	キャップス
校正	みね工房
編集	立原亜矢子

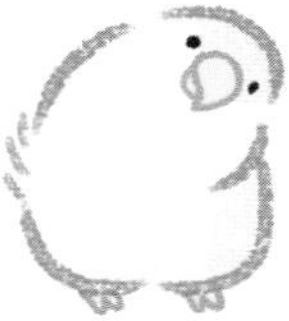

すごいソロ整体

第１刷　2023年4月30日

著　者　あらいみか
発行者　小宮英行
発行所　株式会社 徳間書店
〒141-8202 東京都品川区上大崎3-1-1
目黒セントラルスクエア
電話　編集（03）5403-4344
販売（049）293-5521
振替　00140-0-44392
印刷・製本　株式会社広済堂ネクスト

ISBN978-4-19-865622-5